中国百年百名中医临床家丛书

汪逢春

张绍重　刘晖桢　编著

中国中医药出版社

·北京·

图书在版编目（CIP）数据

汪逢春 / 张绍重，刘晖桢编著 -- 北京：中国中医药出版社，2002.3（2025.8 重印）
（中国百年百名中医临床家丛书）
ISBN 978-7-80156-300-2

Ⅰ. ①汪… Ⅱ. ①张… Ⅲ. ①中医学临床—经验—中国—现代 Ⅳ. ①R249.7

中国版本图书馆 CIP 数据核字（2001）第 083230 号

中国中医药出版社出版
北京经济技术开发区科创十三街 31 号院二区 8 号楼
邮政编码　100176
传真　010-64405721
廊坊市佳艺印务有限公司印刷
各地新华书店经销

开本 850 × 1168　1/32　印张 6.125　字数 141 千字
2002 年 3 月第 1 版　2025 年 8 月第 3 次印刷
书号　ISBN 978-7-80156-300-2

定价　26.00 元
网址　www.cptcm.com

服务热线　010-64405510
购书热线　010-89535836
维权打假　010-64405753

微信服务号　zgzyycbs
微商城网址　https://kdt.im/LIdUGr
官方微博　http://e.weibo.com/cptcm
天猫旗舰店网址　https://zgzyycbs.tmall.com

出版者的话

祖国医学源远流长。昔岐黄、神农，医之源始；汉仲景、华佗，医之圣也。在祖国医学发展的长河中，临床名家辈出，促进了祖国医学的迅猛发展。中国中医药出版社为贯彻卫生部和国家中医药管理局关于继承发扬祖国医药学，继承不泥古、发扬不离宗的精神，在完成了《明清名医全书大成》出版的基础上，又策划了《中国百年百名中医临床家丛书》，以期反映近现代即20世纪，特别是新中国成立50年来中医药发展的历程。我们邀请卫生部张文康部长做本套丛书的主编，卫生部副部长兼国家中医药管理局局长佘靖同志、国家中医药管理局副局长李振吉同志任副主编，他们都欣然同意，并亲自组织几百名中医药专家进行整理。经过几年的艰苦努力，终于在21世纪初正式问世。

顾名思义，《中国百年百名中医临床家丛书》就是要总结在过去的100年历史中，为中医药事业做出过巨大贡献、受到广大群众爱戴的中医临床工作者的丰富经验，把他们的事业发扬光大，让他们优秀的医疗经验代代相传。百年轮回，世纪更替，今天，我们又一次站在世纪之巅，回顾历史，总结经验，为的是更好地发展，更快地创新，使中医药学这座伟大的宝库永远取之不尽、用之不竭，更好地服务于人类，服务于未来。

本套丛书第一批计划出版140种左右，所选医家均系在中医临床方面取得卓越成就，在全国享有崇高威望且具有较高学术造诣的中医临床大家，包括内、外、妇、儿、骨伤、针灸等各科的代表人物。

本套丛书以每位医家独立成册，每册按医家小传、专病论治、诊余漫话、年谱四部分进行编写。其中，医家小传简要介绍医家的生平及成才之路；专病论治意在以病统论、以论统案、以案统话，即将与某病相关的精彩医论、医案、医话加以系统整理，便于临床学习与借鉴；诊余漫话则系读书体会、札记，也可以是习医心得，等等；年谱部分则反映了名医一生中的重大事件或转折点。

本套丛书有两个特点是值得一提的：其一是文前部分，我们尽最大可能地收集了医家的照片，包括一些珍贵的生活照、诊疗照，以及医家手迹、名家题字等，这些材料具有极高的文献价值，是历史的真实反映；其二，本套丛书始终强调，必须把笔墨的重点放在医家最擅长治疗的病种上面，而且要大篇幅详细介绍，把医家在用药、用方上的特点予以详尽淋漓地展示，务求写出临床真正有效的内容，也就是说，不是医家擅长的病种大可不写，而且要写出“干货”来，不要让人感觉什么都能治，什么都治不好。

有了以上两大特点，我们相信，《中国百年百名中医临床家丛书》会受到广大中医工作者的青睐，更会对中医事业的发展起到巨大的推动作用。同时，通过对百余位中医临床医家经验的总结，也使近百年中医药学的发展历程清晰地展现在人们面前，因此，本套丛书不仅具有较高的临床参考价值和学术价值，同时还具有前所未有的文献价值，这也是我们组织编写这套丛书的初衷所在。

中国中医药出版社

2000年10月28日

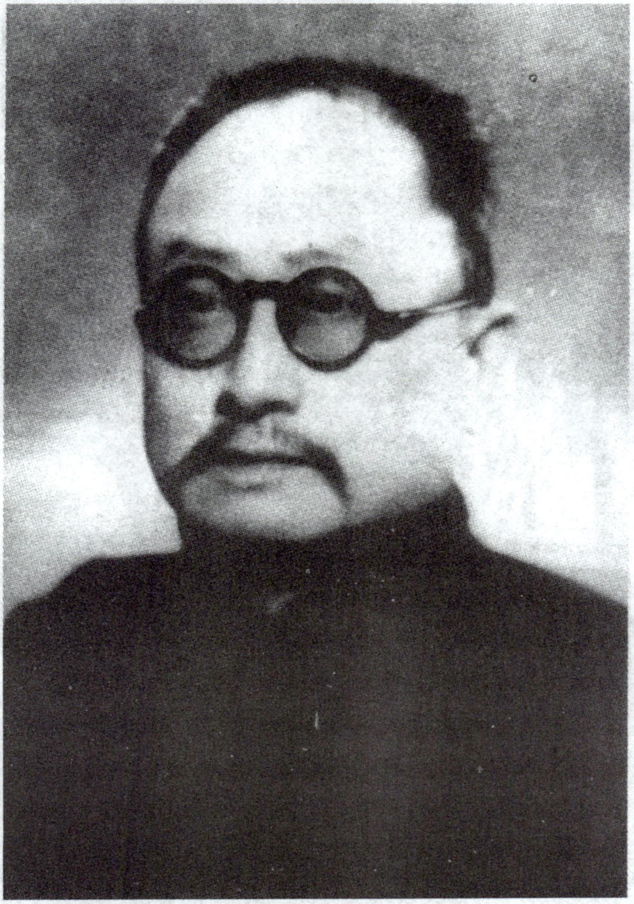

汪逢春先生

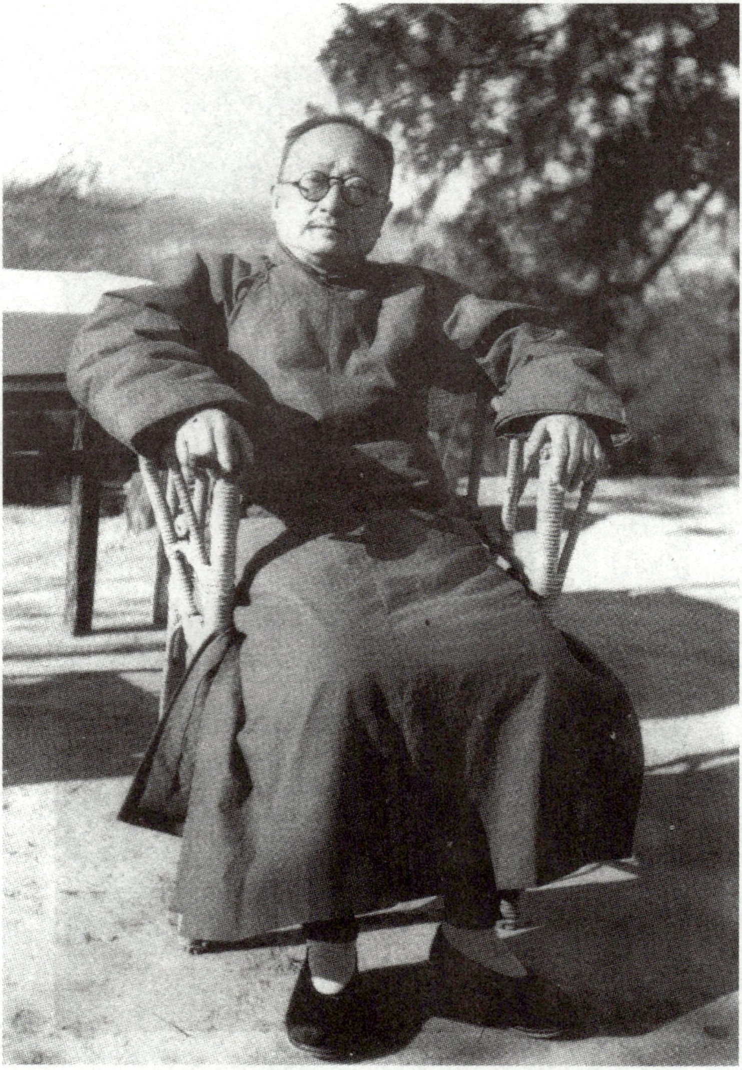

汪逢春先生在北海，1937 年。

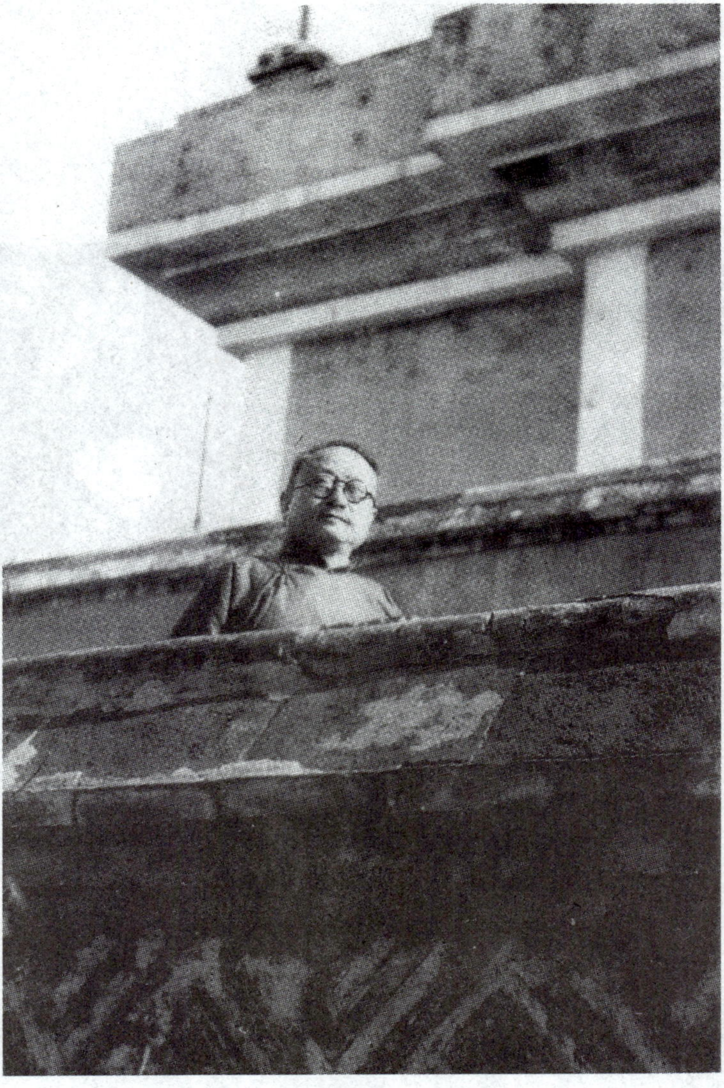

汪逢春先生在北海琼岛下，1937 年。

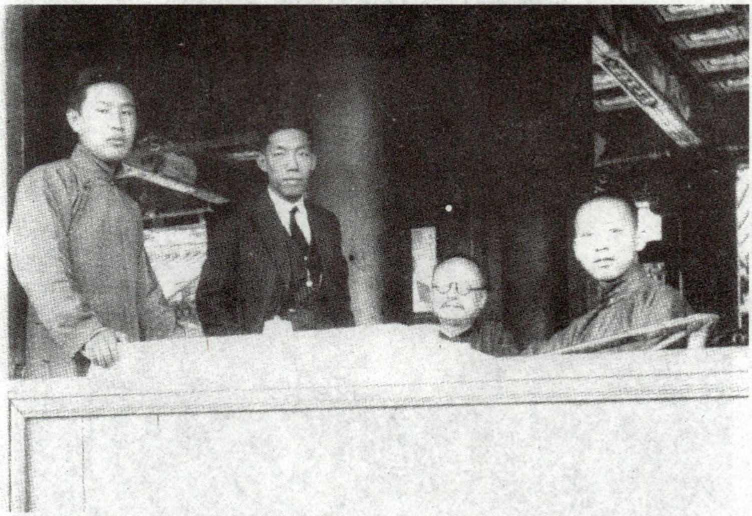

左起：门人李昇铭、谢子衡、汪先生、友人某君。
1937 年在北海揽翠轩。
（以上照片均为谢子衡摄，并提供。）

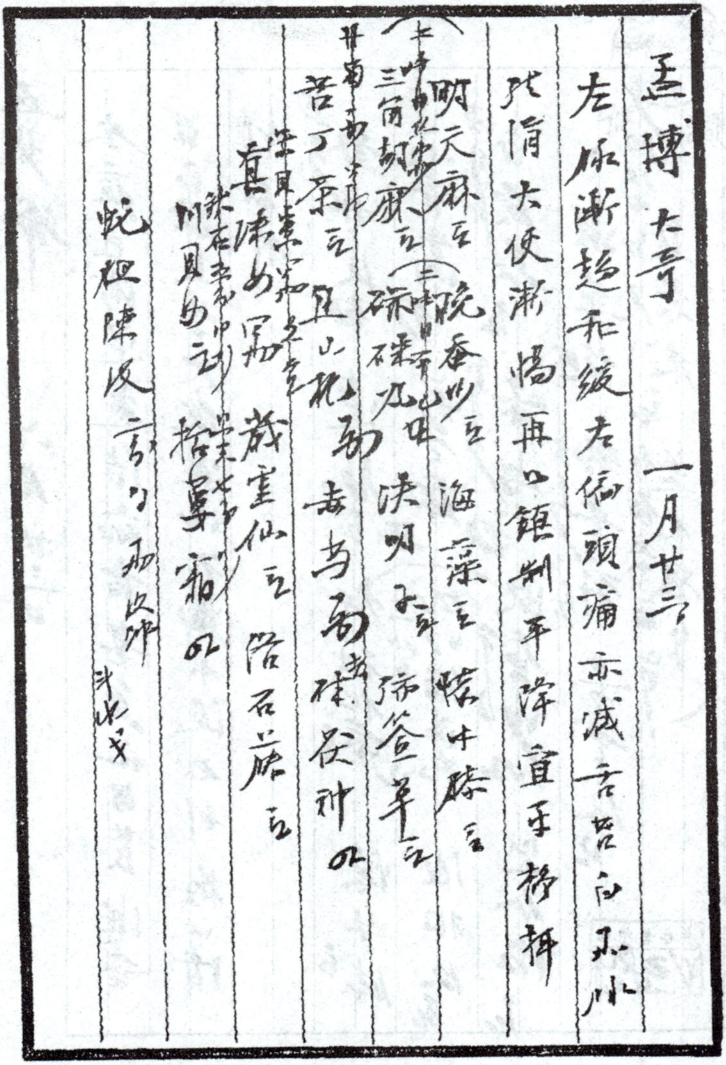

汪逢春手迹之一

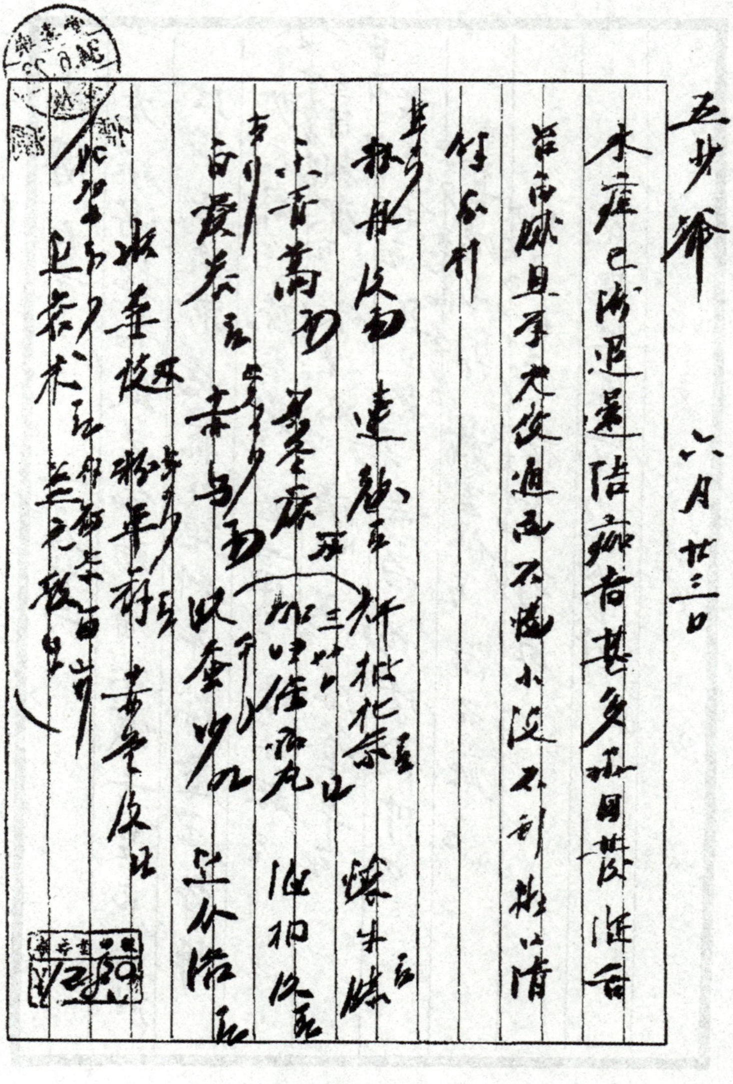

汪逢春手迹之二

目　录

医家小传……………………………………………(1)

专病论治……………………………………………(7)

湿温治疗始终不离芳香疏化，通腑泄热 ………(7)

治痢强调升阳和中，涤荡夙垢 ……………………(17)

咳嗽治不离肺，兼顾相关脏腑 ……………………(24)

治咯血必降其气而后血不复升，必充其阴而后虚火乃退……………………………………………(26)

呃逆治须镇逆安胃，兼顾中焦之阴，上焦之郁………(30)

虚劳当分清阴阳气血，脏腑形质 …………………(35)

肿胀：三焦同治，尤重视上焦宣痹开郁 …………(39)

便血：凉血而不过寒，和阳而不伤络………………(47)

肺痈治宜清热解毒，理气祛痰，化瘀排脓 ………(50)

诊余漫话……………………………………………(59)

丸散膏方底簿…………………………………………(59)

汪逢春用药特色………………………………………(112)

1. 鲜药 ……………………………………………(113)

2. 成药入煎剂或丸剂 ……………………………(115)

3. 特殊加工炮制施药方法与对药（组药） ……(117)

4. 药粉冲服或入胶囊 ……………………………(145)

5. 同包、同先下、同后下（药物相同，先后次序不同者合并之）………(146)

汪逢春的师承渊源史料 ……………………………(150)

1. 崇陵病案序 …………………………………… (151)
2. 崇陵病案卷三 ………………………………… (152)
①附录一　慈禧皇太后感寒化热方案 ………… (152)
②附录二　记事 ………………………………… (153)
③附录四　王公大臣治验录 …………………… (157)
汪逢春与《北京医药月刊》……………………… (160)
1. 国医职业分会成立之历略 …………………… (162)
2. 今冬风温症之我见，愿与诸同人商榷之
…………………………………………………… (163)
3. 婴儿保养法 …………………………………… (164)
4. 张冰若所遇之吐血奇方 ……………………… (165)
5. 猩红热与痧疹之分辨 ………………………… (165)
6. 为本市小儿科专家谨陈刍言希鉴纳之 ……… (166)
汪逢春与医学讲习会……………………………… (167)
年谱……………………………………………… **(177)**

医家小传

汪逢春先生，原名朝甲，字凤椿。悬壶北京时改用“逢春”。清光绪十年甲申五月二十日（公元1884年6月13日）生于江苏省吴县（今苏州市），其先世皆以儒为业。先生行六，自幼随诸兄习举子业，兼从吴中名医艾步蟾先生读医书。先生聪颖异常，力学不倦，举凡《内》、《难》、《伤寒》，一经指点，即能通晓其意，颇为艾老所喜。光绪三十二年（1906），先生年逾弱冠，自苏州来京，为应试之计，但科举制度已经废除，而代之以“新学”。时正值戊戌变法之后，清廷力行新政，派出以辅国公载泽为首的五大臣出国考察，中央机关做了较大改动，改刑部为法部。先生遂供职于法部，任七品小京官。时古闽力轩举（钧）先生、于光绪三十年入都，任商部主事。轩老在闽，曾从刘幼轩、林亦莱两先生问业，两公均通医，轩老于读经治史之余，兼攻岐黄之术，经常为乡人义诊，应手辄效。后读译本《全体阐微》遂涉猎西学，取中西医说之异同，纂《内经难经今释》。曾游南洋诸岛，以该地缺中药，遂开始用西药，功效甚佳，辑有《槟城医话》等。后又游日本，考察明治维新后之医学发展，并广购东瀛医籍，归来辑有《近代医籍存佚考》。入都后，屡为王公大臣诊病，辑有《王公大臣治验录》。光绪三十二年（1906）由军机大臣共同推荐，奉旨与工部尚书陆润庠同入宫为慈禧太后及光绪帝诊病，连续数月，效果颇佳。因轩老兼用西法及食疗，故与太医院中守旧派及内监意见相左，难于应付，不得不托病辞去，闭门养疴。此时先生时往请益，常侍轩老左右，经验因以益丰，经常为同僚诊病，应手辄效。入民国后，在北京前门外西河沿五斗斋巷内，赁屋三楹，正式以医为业。因疗效卓著，求诊者几于户限为穿，甚至有午夜携行李来等候挂号者。先生鉴于西南城隅，为劳动人民密集之地，为了使无钱就医者能够得到治疗，规定每日门诊前五名不收诊费，实在贫困者，还酌赠药资。后以患者日多，原赁五斗斋诊所已不敷应用，遂与江苏会馆协商，将位于西河沿正乙祠旁的一处会馆闲置院落，出资修缮，迁往新址。门旁钉一三寸宽尺许长小木牌，上书“汪逢春医寓”五字。

先生淡泊名利，不尚虚荣，对当时医生以患者赠匾数多为荣，颇为反感，凡有赠送匾额者，皆婉言谢绝，不容推却者，亦从不悬挂。尝谓：“医者以治病救人为目的，惟有恪遵仲景之言，勤求古训，博采众方，以充实自身，始能济世活人。联匾等踵事增华之物，不过一宣传品耳，于学问何补哉。”故在京行医垂四十年，西河沿191号门前，虽患者车马盈门，而门旁仅一小木牌而已。

先生生活规律性强，每日黎明即起，亲笔书写先一日日记及所诊疑难病情况，数十年如一日，积稿近百册。（先生逝世后，门人天各一方，各谋生计，无暇整理，尘封于“泊庐”中，十年浩劫，尽为祝融氏吞噬。一代名医，毕生心血，付之一炬，惜哉！）继则入佛堂坐禅诵经，盖先生为虔诚之佛教徒也。七时即至诊室应诊。先生自奉俭约，青鞋布袜，夏则竹布长衫，冬则棉袍一袭而已，向不御裘。每餐亦仅蔬菜数盂，喜饮绍酒，亦从不过量。每星期日晚，辄携弟子在前门外肉市正阳楼小聚。次日（星期一）停诊，于常规功课之后，即与诸弟子研讨一周来有重病几人，如何处理，亲自主持，循循善诱，使同学各抒己见，先生再加以总结。1936年，复命弟子组织“同砚小集”，受课侍诊之余，互相研讨，互相切磋，于经典著作，获益良多。1938年春，先生更于例假日，携诸弟子，登北海琼岛，假揽翠轩，杯酒言欢，讲授诸书；或共载一舟，荡舟太液池中，诗歌唱和，师生同游，其乐融融。先生在学术上，从无门户之见，平时应诊，凡遇疑难之证，亦请中西同道会诊，妇科则林巧稚、田凤鸾，外科则哈锐川、赵炳南。先生尝谓为医者如囿于一家之言，则孤陋寡闻矣。学问以互相切磋为要义。在门诊中，经常备有药品，如通关散、妙香丸等，视其需要，免费赠之。

先生与西鹤年堂主人刘一峰，复泰参茸庄主人刘镜秋，交谊甚笃，得暇即带领学生前往识药，尝谓“自古医药不分，医生必须识药，必须明了炮制。何谓酒炒当归？何谓米炒党参？吴萸为何用黄连炙？麻黄为何用水炙？明乎此，则用药可得心应手。用药如用兵，即此意也。”“学医以细心为第一，不惮烦劳为第二，不如此，不可以言医。”

先生对及门诸子，要求颇严，虽经考取行医执照，不经先生许可，仍不许挂牌行医。一旦许其挂牌，则授以尺许小牌，上书“某某某医寓”。

先生藏书甚富，有书斋二，一曰“玄珠青简之斋”，一曰“泊庐”。泊庐者，盖取淡泊明志不求闻达利禄之意，尝曰“医家之技术如何，病家自有公论，何用自我吹嘘？”故凡先生弟子，亦从无大肆宣传，自我吹嘘者。

1929 年，国民党政府提出废止中医中药，先生万分愤慨，常与诸同道诗酒小聚，共谋挽救中医之道。嗣后，凡有中医考试，先生均担任考试委员，与萧龙友、孔伯华、施今墨齐名，人称“北京四大名医”。

1938 年，北京成立国医职业分会，先生被选为会长，即积极筹备《北京医药月刊》(《北京中医》的前身)，于 1939 年创刊，先生自筹经费，自任主编，后因经费不继，仅出八期即被迫停刊。

1942 年，先生创办“北京医学讲习会”，除自己担任一部分课程外，并聘请翟文楼、杨叔澄、赵树屏等任教，造就人才颇众。当日在讲习会听课，不乏今日之名医，如郭士魁、金士元等。

先生临证，注重整体观念，全局观点，强调辨证论治，法于古而不泥于古。治内伤则坚持脾胃为后天之本，主张着重护理脾胃；治外感则坚持肺主皮毛，风寒首先犯肺的原则，着力于由皮毛宣达，使外邪早出，免内转为患，尤擅长于治湿温。先生善用曲类药，如沉香曲、范志曲、半夏曲、霞天曲等。治肠胃病，应用曲类自不待言；对一切杂病的善后调理加入曲类，则意在振奋胃气，健脾开胃以增强体质。先生并善用鲜品，如鲜佩兰、鲜藿香等。盖轻宣疏解药物，鲜品则芳香之气较浓，化浊之力较强，且鲜品植物精汁丰富，先生认为暑湿及温病，尤以鲜品为佳。同时还主张以成药入煎剂，既可起到协同或佐使的作用，又可弥补单纯汤剂的某些不足。饮片为主，成药为辅，有主有从，并行不悖。并喜将一些贵重药及具刺激性药物如琥珀、辰砂、犀角、吴萸、干姜等装入小胶囊，以汤剂送服。

先生德配顾坤仪女士，与先生同里。生子二，长绍楹，字孟涵，精于文史；次绍奎，字辰叔，供职于银行界。女一，允怡，适董氏，自幼习国画，工山水、人物。

1949年9月19日（农历己丑年闰7月27日），正值周一休沐日。晨七时绍重趋谒，先生正在记录先一日日记，记毕与绍重娓娓谈家常琐事至八时，谓绍重曰：余入佛堂诵经，彼等（谓诸同学）来时，可呼我！遂入书房套间佛堂。至九时，诸同学陆续至，而先生尚在佛堂内，门内锁，不得开，遂呼挂号员任君桂华至，破窗而入，则已逝于打坐之小凳上，享年六十六岁。一周后，9月27日（农历己丑年八月初六日），卜葬于北京西郊福缘门内东北义园（今西静园公墓）。1996年，西静园公墓进行改建，地下设骨灰堂，地上则进行绿化，使之成为园林化公墓，所有墓葬均须将尸骨火化。遂于6月中旬，约请中国中医研究院研究员刘晖桢棣同往，为先生夫妇及先君、先慈检骨。盖先生有子女，均已物故，亦无子嗣，绍重谊属螟蛉，自然责无旁贷。

先母吴太夫人，与先生为吴县同乡，且有戚谊，绍重髫龄，即在先生处牙牙学语。五龄病痢几殆，先生投药数帖，霍然而愈。先君谓先生曰："此子体弱，先天不足，请君为我抚之。"遂拜先生为义父。稍长，先生授以医籍，为余启蒙，愧当时混沌无知，致未能得先生之万一。今当先生逝世五十周年之际，曷敢以不文辞，谨述其生平如上，挂一漏万，在所难免，尚望同道贤达，有以教我。

（张绍重　1999年6月于兰州）

专病论治

湿温治疗始终不离芳香疏化，通腑泄热

邢左　二十一岁　九月四日　金城银行

身热头痛如裂，项强，一身拘挛，呕吐，大便七日未能通。舌苔垢厚，两脉弦滑而数，重按无力。病甚重，势将痛甚至厥，姑以《金匮》法加减。备候高明政定。

煨葛根一钱　鲜佩兰钱五　鲜藿香钱五（二味同后下）姜竹茹三钱　枯子芩钱五　龙胆草七分　九孔石决明一两　紫贝齿一两（二味同先煎）　丝瓜络三钱（桑枝两同炒）　连皮苓四钱　建泻片三钱　川军炭钱五（后下）　香豆豉四钱（焦山栀钱五同炒）　白蒺藜三钱　羚羊角尖一分（研细末匀

两次冲服）

二诊 九月五日

头痛如裂，项强，身热拘挛，呕吐不止，大便八日未通。舌苔垢黄而厚，两脉弦滑而数。暑邪外袭，内停饮食。病五日逆传脊髓，幸神志尚清，亟以宣化通腑，为釜底抽薪之法。备候高明指正。

煨葛根一钱　香豆豉四钱（焦山栀钱五同炒）　嫩前胡钱五　制厚朴钱五（川连七分同炒）　明天麻三钱（三角胡麻三钱同炒）　苦丁茶三钱（甘菊二钱同炒）　全瓜蒌一两（小枳实二钱同炒）　紫贝齿一两（先煎）　苦杏仁三钱（去皮尖）　白蒺藜三钱（去刺）　姜竹茹二钱　新会皮钱五　酒制大黄钱五（后下）

羚羊角尖一分　太乙玉枢丹二分　白蔻仁末二分（三味同研细末小胶管装，匀两次，开水送下，药先服）

三诊 九月六日

头痛略减，呕吐不止，身热不退。舌苔白质绛，两脉细弦且滑。腹部按之作痛，大便未解。伏暑湿水蕴蓄肠胃，上迫脑系。再以辛香苦降，佐以泄化肺肝之味。

香豆豉五钱（焦山栀钱五同炒）　嫩前胡钱五　鲜佩兰钱五（后下）　制厚朴钱五（川连七分同炒）　姜竹茹三钱　新会皮钱五　白蒺藜三钱（去刺）　小枳实钱五（苦梗一钱同炒）　佛手片三钱　焦薏米四钱　大腹皮三钱（洗净）　方通草钱五　赤苓四钱　建泻片三钱　酒军钱五（后下）

羚羊角尖一分　太乙玉枢丹二分　食盐一分（三味同研小胶管装，用鲜煨姜五分，佛手片三钱，煎汤匀两次送下，药先服）

四诊　九月七日

头痛减而大便亦通，通而甚畅，呕吐不止，身热依然。舌苔垢黄且厚，小溲艰涩。两脉弦滑且数。病七日，夙垢太多，伏暑蕴蒸，拟以辛香通腑，今交一候，能得热退为吉。

香豆豉五钱（焦山栀钱五同炒）　嫩前胡钱五　鲜佩兰钱五（后下）　制厚朴钱五（川连七分同炒）　全瓜蒌五钱（枳实钱五同炒）　姜竹茹三钱　佛手片三钱　新会皮钱五　白蒺藜三钱（去刺）　保和丸五钱（布包）　花槟榔三钱（杵）　焦苡米三钱　赤苓皮四钱　建泻三钱　酒军钱五（后下）　方通草钱五

羚羊角一分　太乙玉枢丹二分　食盐一分（三味同研细末，小胶管装。用鲜煨姜五分，佛手三钱，煎汤匀两次送下，药先服）

五诊　九月八日

头痛减而胀大且肿，身热渐退，呕吐亦止。舌苔白腻垢厚，口渴不引饮，中心烦热，大便未能再解，汗泄只见上身，两脉细滑，小溲短少。病八日，已见转机，拟以昨法加减。

香豆豉四钱（焦山栀钱五同炒）　嫩前胡钱五　鲜佩兰钱五（后下）　白蒺藜三钱（去刺）　全瓜蒌五钱（枳实钱五同炒）　姜竹茹三钱　朱连翘三钱　朱茯神四钱　苦杏仁三钱（去皮尖）　鲜枇杷叶三钱　保和丸五钱　益元散五钱（三味同布包）　制厚朴钱五（川连七分同炒）　焦苡米三钱　丝瓜络三钱（桑枝一两同炒）　白蔻仁钱五　建泻片三钱　佛手片三钱

羚羊角一分　酒军二分（二药同研细末，以小胶管装

好，匀两次药送下）

按：湿温是由湿热病邪阻遏脾胃，壅滞肠道，故持续发热，头重身困，胸痞腹胀，苔腻脉缓等为主症的温热疾病。多见于夏秋季节，病势缠绵，病程较长。本例发于处暑之后，病起四日，即见身热，头痛如裂，项强，一身拘挛等症。因感受湿温暑热之气，内停饮食积滞，邪气蕴蒸，上迫脑系，逆传脊髓，势将动风，而有致厥之虞。不排除暑温、伏暑为患。盖三者在病机证治方面有类似之处。故吴鞠通《温病条辨》云："伏暑、暑温、湿温，证本一源，前后互参，不可偏执。"本例阳明湿热壅盛，腑气失于传导，故大便不通；浊气上逆则呕吐；邪热郁于肠胃故腹部作痛；小便短赤不利为热结小肠所致；弦为肝脉，细滑数为湿热较盛，重按无力因营气内虚；舌苔黄白，垢厚质绛是营分已伤而气分犹炽。阳明热盛引动肝风，须平肝熄风解痉；邪滞肠道，非攻下不去；暑湿内郁又须芳香宣透，苦温化湿，淡渗利溲，使湿热从上中下分消。治宗《金匮》治痉病的葛根汤、桂枝加葛根汤，以葛根解肌退热，解痉通脉。重以羚羊角、天麻、石决明、紫贝齿等平肝熄风，潜阳止痉；大黄、厚朴、枳实、瓜蒌通腑；食盐咸寒润下，治二便不利；芩、连、胆草、栀子、苦丁茶苦寒泄热；白蒺藜、鲜藿佩、豆豉、前胡、桔梗、杏仁、竹茹、杷叶等辛香宣透，化痰止呕，肺气化则暑湿易化；陈皮、白蔻、佛手、槟榔、腹皮等化湿行气，消积理中；茯苓、泽泻、苡米、通草、滑石等淡渗利湿；丝瓜络、桑枝祛风通络；太乙玉枢丹即紫金锭，功擅辟秽解毒；保和丸消积化滞；心中烦热，故以益元散、连翘、茯神等清心祛暑兼能安神。病情较重，故方大药众，每日复诊，极见慎重。

六诊　九月九日

身热较退，头痛复甚，大便两日未通之故也。舌苔黄厚质绛，两脉细滑。湿热伏暑蕴蓄肠胃，拟再以苦泻通腑。

香豆豉三钱（焦山栀钱五同炒） 嫩前胡钱五　白蒺藜三钱（去刺） 朱连翘三钱　全瓜蒌一两（小枳实钱五同炒） 酒军钱五（后下） 紫贝齿一两（先煎） 块滑石五钱　保和丸五钱（同布包） 佛手片三钱　莱菔子三钱　朱赤苓四钱　焦三仙三钱　苦杏仁三钱（去皮尖） 建泻三钱　制厚朴钱五（川连七分同炒）） 白蔻仁钱五　丝瓜络三钱

七诊　九月十日

头痛已止，身热渐退，舌苔垢厚且腻，大便通而不畅，小溲艰涩作痛，两脉细弦滑数。拟再宣化通腑。

香豆豉四钱（焦山栀钱五同炒） 嫩前胡钱五　白蒺藜二钱（去刺） 朱连翘二钱　全瓜蒌一两（小枳实二钱同炒） 苦杏仁二钱（去皮尖） 块滑石五钱　海金沙三钱　（二味同布包） 生草梢钱五　莱菔子三钱　赤苓皮四钱　建泻片三钱　制厚朴钱五（川连七分同炒） 佛手片二钱　焦三仙三钱

白蔻仁二分　酒军五分（二味同研细末，小胶管装，匀两次药送下）

八诊　九月十一日

大便屡通三次，临圊腹痛，第三次其状如利，舌苔白，嗳逆酸味，小溲艰涩不畅，身热渐退，头痛亦减。湿热蕴蓄中阻，再以芳香疏和。

鲜佩兰钱五（后下） 白蒺藜三钱（去刺） 大豆卷三钱（焦山栀钱五同炒） 制厚朴钱五（川连七分同炒） 焦苍术三钱　苦杏仁三钱（去皮尖） 保和丸五钱块滑石五钱

（同布包） 佛手片三钱 莱菔子三钱 姜竹茹三钱 新会皮一钱 鲜煨姜七分 赤苓皮四钱（建泻三钱同炒） 绿茵陈三钱

白蔻仁末二分 酒军二分 太乙玉枢丹二分（三味同研细末，小胶管装，匀两次药送下）

九诊 九月十二日

身热渐退，汗泄已至腰际，头痛已止，劳动则偶作，其势已轻，舌苔黄垢，边尖皆绛，嗳逆酸味，小溲较畅，大便未通。病十三日，正在紧要之际，拟再以泄化余热。

鲜佩兰钱五（后下） 白蒺藜三钱（去刺） 大豆卷三钱（焦山栀钱五同炒） 嫩前胡钱五（香青蒿钱五同炒） 制厚朴钱五（川连七分同炒） 苦杏仁三钱（去皮尖） 保和丸五钱 块滑石五钱 统车前二钱（三味同布包） 姜竹茹二钱 苦桔梗钱五（枳实钱五同炒） 绿茵陈三钱 全瓜蒌一两（鲜煨姜七分同打烂） 赤苓皮四钱（建泻三钱同炒） 丝瓜络二钱

白蔻仁末二分 生熟大黄四分（二味同研细末，小胶管装，匀两次药送下）

十诊 九月十四日

大便一次，昨日汗泄至足，身热渐退，舌苔垢厚且腻，左脉弦滑，右细数且濡，小溲尚觉艰涩。病逾两候，渐见转机，拟以泄化余热，涤荡肠胃。

白蒺藜三钱（去刺） 粉丹皮钱五 霜桑叶钱五 香青蒿钱五 大豆卷三钱 制厚朴钱五（川连七分同炒） 苦杏仁三钱（去皮尖） 白蔻仁钱五 焦苡米三钱 赤苓四钱 建泻三钱 方通草钱五 保和丸五钱 块滑石五钱 统车前三钱（三味同布包） 全瓜蒌一两（枳实钱五同炒） 姜竹茹

二钱　鲜煨姜七分

白蔻仁末二分　酒制大黄三分（二味同研，小胶管装，匀两次药送下）

按：五诊后肝阳逐渐平复，项强拘挛已除，头痛减轻，身热较退。然而湿热之邪尚盛，大便两日未解则头痛复甚，心烦，口渴，小便艰涩。汗泄只见上身，舌苔黄厚质绛，两脉细滑。邪在气分，未尽入营，仍以芳香疏化，通腑泄热；湿热胶结，峻下恐伤中阳，故用轻法频下；并以海金沙、车前子、茵陈等加重清热利湿之功。服后身热渐退，头痛渐减，大便渐通。汗泄由上身而腰际而两足，是湿热消退，营卫渐和的佳兆。病逾两候，此时乃见转机。然而余热未尽，易致死灰复燃。故再以前法芳香疏和，涤荡肠胃，加入青蒿、丹皮之属，泄化余邪。

十一诊　九月十五日

大便通而未能畅利，胃纳甚佳，眉心作痛，两足酸楚作痛，舌苔白腻浮黄且厚，小溲浑浊不清。病渐向愈，诸宜小心。

白蒺藜三钱（去刺）　香青蒿钱五（粉丹皮钱五同炒）　霜桑叶钱五　大豆卷三钱（焦山栀钱五同炒）　制厚朴钱五（川连七分同炒）　苦杏仁三钱（去皮尖）　鲜枇杷叶三钱（布包）　保和丸五钱（布包）　姜竹茹三钱　小枳壳钱五　新会皮钱五　全瓜蒌一两（枳实钱五同炒）　焦苡米三钱　焦山楂三钱　丝瓜络三钱　绿茵陈三钱　赤苓皮四钱（建泻三钱同炒）　佛手片三钱　鸡内金三钱（水炙）　生草梢钱五

白蔻仁二分　生熟大黄四分（二味同研细末，小胶管装好，匀两次药送下）

十二诊　九月十六日

大便通利甚畅，舌苔已化，尖绛，两脉细弦滑数，胃纳甚佳，头部尚觉不适。再以辛泄化浊。

白蒺藜三钱（去刺）冬桑叶三钱（甘菊三钱同炒）　香青蒿钱五（粉丹皮钱五同炒）　焦山栀钱五　保和丸五钱（布包）　苦杏仁三钱（去皮尖）全瓜蒌一两（枳实钱五同炒）　山楂炭三钱　珍珠母一两（先煎）　厚朴花钱五（川连七分同炒）　朱茯神四钱　焦苡米三钱　建泻片三钱　绿茵陈三钱　丝瓜络三钱（桑枝一两同炒）　鸡内金三钱（水炙）　香砂壳一钱

白蔻仁二分　生熟大黄三分（二味同研细末，小胶管装，匀两次，药送下）

十三诊　九月十八日

表邪虽解，内热尚炽，两脉细弦滑数，手心燔灼，舌苔垢厚且腻，今日大便未通，久卧则头痛。拟再以泄化余热，轻泄肠胃。

白蒺藜三钱（去刺）　粉丹皮钱五（盐水炒）　香青蒿钱五　鲜枇杷叶三钱　保和丸钱五　南花粉三钱（三味同布包）　全瓜蒌一两（枳实钱五同炒）　肥知母钱五（盐水同炒）　朱茯神四钱　苦杏仁三钱（去皮尖）焦苡米三钱　建泻三钱　块滑石钱五（布包）　绿茵陈三钱　山楂炭三钱　厚朴花钱五（川连七分同炒）　焦山栀钱五

白蔻仁末二分　生熟大黄末三分（二味同研细末，小胶管装，匀两次药送下）

十四诊　九月二十日

久卧则头部微觉不适，倚右卧则气逆上冲，有欲吐之状，舌苔白腻且厚，大便滞下甚多，两脉皆见弦滑。阳明宿垢未清，上焦之热未平，拟再以辛泄苦化。

明天麻三钱（三角胡麻三钱同炒） 白蒺藜三钱（去刺） 大豆卷三钱（焦山栀钱五同炒） 鲜枇杷叶三钱保和丸五钱（同布包） 香青蒿钱五（丹皮钱五同炒） 苦杏仁三钱（去皮尖） 全瓜蒌一两（枳实二钱同炒） 肥知母钱五（盐水炒） 焦苡米三钱 制厚朴钱五（川连七分同炒）赤苓四钱（建泻二钱同炒）焦麦芽四钱 山楂炭三钱 丝瓜络三钱（桑枝一两同炒） 生石决一两（先煎） 块滑石五钱（布包） 西秦艽钱五

白蔻仁末三分 生熟大黄末三分（二味同研细末，小胶管装，匀两次药送下）

十五诊 九月二十二日

身热渐渐退净，两脉亦见平静，舌苔白腻浮黄，尖绛，大便亦复常态。病逾三候，拟再以辛泄苦化。病已向愈，诸宜小心为要。

白蒺藜三钱（去刺） 粉丹皮钱五（盐水炒） 香青蒿钱五 朱连翘三钱 厚朴花钱五（川连七分同炒） 苦杏仁三钱（去皮尖） 香砂枳术丸五钱 范志曲四钱 南花粉三钱（三味同布包） 焦苍术钱五 肥知母钱五（盐水炒）真珠母一两（先煎） 全瓜蒌一两（枳壳钱五同炒） 焦山栀钱五 块滑石五钱（布包）绿茵陈三钱 白蔻仁钱五 赤苓四钱 建泻片二钱 生熟谷麦芽各五钱 焦薏米二钱

生熟大黄二分（研细末，小胶管装，匀两次药送下）

十六诊 九月二十五日

身热已退净，大便通而未畅，胃纳甚佳，舌苔黄尖绛，左脉细数且滑，右细濡。再以泄化余热，甘和运中。

细枝川斛三钱（先煎） 粉丹皮钱五（盐水炒） 香青蒿

钱五　焦山栀钱五　香砂枳术丸五钱　南花粉三钱（二味同布包）　肥知母钱五（盐水炒）　块滑石四钱（布包）　绿茵陈三钱　赤苓四钱（朱拌，建泻三钱同炒）　焦薏米三钱　全瓜蒌一两（枳壳钱五同打）　火麻仁五钱　丝瓜络三钱（桑枝一两同炒）　生熟麦谷芽各三钱

十七诊　九月二十八日

舌苔已化，大便三日未通，两脉细濡且缓，神气甚佳，两腿足酸软无力。再以泄化余热，甘润和中。

细枝川斛三钱（先煎）　粉丹皮钱五（盐水炒）　香青蒿钱五　火麻仁三钱（松子仁三钱同炒）　香砂枳术丸五钱　南花粉三钱（二味同布包）　甜杏仁三钱（去皮尖）　赤苓四钱（建泻三钱同炒）　全瓜蒌一两（枳壳钱五同打）　鸡内金三钱（水炙）　冬瓜仁一两　生熟谷麦芽各四钱　鲜苹果一枚（连皮去核切片）

按：十诊后病已见转机，胃纳甚佳，病渐向愈。惟大便通而未能畅利，肢体头面作痛，手心燔灼，下肢痿软无力，阳明宿垢未清，上焦余热未平，再以辛泄化浊，透邪外出，轻利肠胃，扶羸除湿；并以香砂枳术、范志曲、苍术、秦艽等健脾祛湿，消食化滞，兼清虚热；渐入知母、石斛、花粉、苹果等甘润和中，养胃生津之品，以善其后。病经十七诊，始终不离芳香疏化，通腑泄热，终入坦途。

治痢强调升阳和中，涤荡夙垢

少爷　七月六日

舌苔白腻浮黄，久泄不止，脘腹皆痛，虽未成里急后重，身热汗泄，病在肠胃，亟以升阳和中。

煨葛根五分　煨木香七分　煨鲜姜五分　保和丸（布包）五钱　生熟赤芍钱五（青皮一钱同炒）　台乌药钱五　鲜柠檬皮三钱　赤苓四钱　建泻二钱　上上落水沉香末一分（研细末，匀两次冲）　鲜佩兰钱五（后下）　焦山楂钱五

七月七日

气坠后重，而未里急，大便滞泄如积，脘腹皆痛，舌苔白，质尖绛，脉细弦滑数。暑湿积滞，蕴蓄肠胃，再以升阳和中，通涤阳明。

煨葛根五分　生熟赤芍各钱五（吴萸五分同炒）　鲜煨姜五分　木香导滞丸四钱　范志曲四钱（布包）马齿苋三钱　鲜柠檬皮三钱　生熟麦谷芽各三钱　建泻三钱　赤苓四钱　真郁金钱五　台乌药钱五　上上沉香末二分（落水者，研细末，匀两次冲）

七月八日

中脘阵痛，拒按后重，舌苔糙白质绛，脉细数且滑。暑湿互阻，胃中有滞，大便如酵积。拟再表里和解，升降并用。

大豆黄卷二钱　煨葛根五分　枳实片二钱　木香导滞丸四钱（布包）　鲜煨姜七分　五味槟榔三钱（杵）　鸡内金二

钱（水炙） 赤苓皮四钱 建泻二钱 沉香曲四钱（布包） 生熟麦芽四钱 鲜佩兰钱五（后下）

七月九日

今诊脉象较缓，身热燔灼亦退，中脘与少腹皆痛，大便滞泄如酵。舌苔糙白尖绛，脉细濡，微有咳嗽。拟再通导阳明。

大豆黄卷二钱（米炒） 煨葛根五分 麸枳实二钱 沉香化滞丸四钱（布包） 木香梗一钱 鸡内金二钱（水炙） 焦山楂三钱 生熟赤芍二钱（青皮一钱同炒） 赤苓四钱 建泻三钱 焦麦芽三钱 乌药片钱五 鲜煨姜五分

七月十日

腹痛后重皆减，大便滞下色黑且稠，舌垢厚且腻，微有咳嗽，两脉细数。拟以再调阳明。

鲜佩兰钱五（后下） 煨葛根五分 紫菀茸五分 鲜枇杷叶三钱 沉香化滞丸五钱（布包） 鲜煨姜五分 枳实二钱（家苏子钱五同炒） 鸡内金二钱（水炙） 木香梗一钱 赤苓四钱 建泻三钱 焦山楂三钱 焦苡米三钱 乌药钱五 焦麦芽三钱

七月十一日

夙垢屡下，坚韧且稠，脘痛移至当脐，舌苔白腻浮黄，质尖皆绛，鼻涕咳嗽有痰，脉细数且滑。拟再通涤阳明，兼顾其标。

薄荷叶五分（后下） 嫩前胡七分 煨葛根五分 沉香化滞丸五钱 鲜枇杷叶四钱（二味同包布） 枳实片钱五（家苏子钱五同打） 鲜煨姜五分 生熟麦芽三钱 莱菔子钱五 焦山楂二钱 鸡内金二钱 朱赤苓四钱 鲜荷叶三钱 建泻二钱 花槟榔二钱（杵） 乌药钱五

七月十二日

后重已除，临圊腹痛，咳呛，舌苔中垢且厚，脉细弦滑。夙垢未化，肺失宣化，拟以表里两解。

薄荷梗五分（后下） 嫩前胡七分 家苏子钱五 鲜枇杷叶四钱 沉香化滞丸四钱（二味同布包） 枳实钱五（苦桔梗一钱同炒） 生熟麦芽三钱 鸡内金二钱 莱菔子钱五 焦山楂钱五 冬瓜子两 台乌药钱五 鲜柠檬皮三钱 苦杏仁三钱（去皮尖） 鲜荷叶三钱 花槟榔钱五

七月十三日

后重已除，夙垢挟湿浊互阻腹部，当脐作痛，脉细弦滑，咳嗽有痰。拟再表里两解。

薄荷梗五分（后下） 紫菀茸一钱 家苏子钱五 半夏曲三钱 鲜枇杷叶三钱 沉香化滞丸五钱（三味同布包） 苦杏仁三钱（去皮尖） 枳实二钱（苦桔梗一钱同打） 鸡内金二钱（白蔻衣一钱同炒） 焦苡米四钱 建泻三钱 朱赤苓四钱 鲜柠檬皮四钱 花槟榔三钱（杵） 台乌药钱五 鲜荷叶三钱 莱菔子钱五

七月十四日

夙垢渐化，湿阻气滞，大便之先矢气甚畅，舌苔白腻，脉细濡右弦滑。咳嗽渐减，拟再太阴阳明同治。

紫菀一钱 家苏子钱五 鲜柠檬皮三钱 半夏曲三钱 鲜枇杷叶三钱 沉香化滞丸三钱（三味同布包） 陈香橼钱五 鸡内金二钱（水炙） 白蔻衣钱五（枳壳一钱同炒） 焦薏米三钱 土炒茯苓四钱 乌药钱五 五味槟榔钱五 苦杏仁三钱（去皮尖） 鲜荷叶三钱 赤苓皮四钱 建泻三钱 莱菔子钱五

七月十五日

夙垢渐化，舌苔渐见松厚，仍见白腻，食后腹部阵痛，咳嗽不止，左脉弦滑。再以肃降太阴，通涤阳明。

紫菀五分 紫苏叶七分（连子）鲜柠檬皮三钱 鲜枇杷叶三钱 半夏曲三钱 沉香化滞丸四钱（三味同布包）五味槟榔二钱（杵） 焦山楂二钱 焦薏米三钱 麦芽三钱（炒） 乌药钱五 莱菔子钱五 鸡内金二钱（水炙） 苦杏仁三钱（去皮尖） 赤苓四钱 建泻三钱 枳壳七分 鲜荷叶三钱

七月十六日

舌苔渐化，根厚而腻，质绛，左脉细濡，右弦滑，腹痛不止，咳嗽阵作。病渐向愈，再以肃肺，涤荡夙垢。

紫菀茸五分 家苏子钱五（连叶） 鲜柠檬皮三钱 鲜枇杷叶三钱 半夏曲三钱 沉香化滞丸四钱（三味同布包）五味槟榔三钱 生熟麦芽三钱 焦山楂三钱 焦薏米四钱 鸡内金二钱（香砂仁一钱同炒） 莱菔子钱五 乌药钱五 麸枳壳七分 鲜荷梗尺许 苦杏仁三钱（去皮尖）赤苓四钱 建泻三钱

七月十七日

咳嗽渐化，舌苔薄白，大便滞下有积，兼有涎沫，两脉细滑，小溲甚畅，腹部阵痛，其势甚微。上焦余邪渐清，肠胃寒湿未化，拟再以太阴阳明同治。

紫菀一钱 家苏子钱五 鲜柠檬皮三钱 鲜枇杷叶三钱 半夏曲四钱 保和丸五钱（三味同布包） 焦苍术钱五 苦杏仁三钱（去皮尖） 鸡内金二钱（香砂仁一钱同炒） 焦薏米三钱 建泻三钱 赤苓四钱 猪苓四钱 焦麦芽三钱 台乌药钱五 五味槟榔三钱 莱菔子一钱

七月十八日

咳嗽将愈，腹痛甚微，舌苔薄白质绛，两脉细滑，腹部按之作胀。湿未清楚，拟再肃涤肺胃。

紫菀一钱　家苏子钱五　大腹皮二钱（洗净）　鲜柠檬皮二钱　鸡内金二钱（香砂仁一钱同炒）　焦薏米三钱　鲜枇杷叶三钱　半夏曲三钱　保和丸四钱（三味同布包）　生熟麦谷芽各四钱　建泻三钱　焦白术皮二钱五　赤苓皮四钱　五味槟榔钱五　乌药钱五　苦杏仁三钱（去皮尖）　赤苓皮四钱

七月二十日

咳嗽已止，大便反秘，腹部阵痛，矢气甚畅，舌苔白，两脉细滑。拟再以香运和胃，通化余湿。

香砂枳术丸五钱　范志曲四钱（二味同布包）　焦薏米三钱　苦杏仁三钱（去皮尖）　白蔻衣钱五　鲜柠檬皮三钱　五味槟榔三钱　建泻二钱　连皮苓四钱　鸡内金二钱（水炙）　乌药钱五　青皮一钱（盐水炒）　生熟麦谷芽各三钱　焦山楂钱五

七月二十二日

大便已调，腹部尚觉阵痛，得矢气则舒，舌苔白腻质绛，两腿酸软无力。拟以香运和中，兼治络分。

香砂枳术丸五钱　范志曲四钱（二味同布包）　焦薏米三钱　苦杏仁三钱（去皮尖）　丝瓜络三钱　嫩桑枝五钱　五味槟榔二钱　鲜柠檬皮四钱　生熟麦谷芽各五钱　怀牛膝三钱　建泻三钱　鸡内金二钱（水炙）　赤苓四钱

七月二十四日

大便挟滞而下，其色白而粘，舌苔白腻，两脉细滑。拟再香运和中，推陈致新。

香砂枳术丸五钱　范志曲四钱（二味同包）五味槟榔三钱（杵）鸡内金三钱（水炙）鲜柠檬皮三钱　刺猬皮二钱（炒香）焦薏米四钱　生熟麦谷芽各五钱　苦杏仁三钱（去皮尖）丝瓜络三钱　桑枝五钱　建泻三钱　怀牛膝三钱

七月二十六日

大便滞下甚多，已无白积，腹部当脐作痛，舌根黄厚，两脉细弦滑。再以芳香运脾，甘和杀虫。

香砂枳术丸五钱　范志曲四钱（二味同布包）使君子三钱　花槟榔三钱（杵）鸡内金二钱　刺猬皮三钱　五谷虫三钱（炒香）鲜柠檬皮二钱　苦杏仁三钱（去皮尖）焦山楂三钱　苦楝根钱五　丝瓜络三钱　生熟麦谷芽各三钱　桑枝五钱　胡黄连五分（赤砂糖五分同炒）

七月二十八日

大便如沫，粘稠如积，舌苔白腻而厚，面色渐渐纯净。拟以芳香运中，佐以甘和之味。

香砂枳术丸五钱　范志曲四钱（二味同布包）香橼皮钱五　花槟榔三钱　使君子三钱　刺猬皮三钱（炒香）鲜柠檬皮三钱　焦三仙三钱　五谷虫三钱（水炙透枯存性）鸡内金二钱　胡黄连五分（赤砂糖五分同炒）生熟麦谷芽各三钱　苦楝根钱五

七月三十日

舌苔渐化，面色亦见纯净，大便每日一次。再以和运脾土，甘调阳明。

香砂枳术丸四钱　范志曲四钱　（二味同布包）鲜柠檬皮三钱　花槟榔三钱（杵）使君子三钱（炒）鲜荷叶三钱　生熟麦稻芽各五钱　五谷虫三钱（炒香）焦三仙三钱

焦薏米三钱　苦楝根钱五　连皮苓四钱　鸡内金二钱（水炙）　香橼皮三钱

按： 痢疾以便次增多，腹部疼痛，里急后重，大便呈赤白粘冻或痢下脓血为主要临床表现。此案案主为绍重本人，时年五岁，当时一病几殆，泄下频仍，犹记家人为其张漆布于床几。卧病月余，幸得汪老曲为调治，始得转危为安。时当1935年盛夏，因平素脾胃较弱，食滞不化，复伤暑热，生冷不节，致久泄不止，脘腹皆痛，且感后重气坠，有转痢之势。身热汗出，舌苔白腻浮黄，尖绛，脉细弦滑数。证由暑湿积滞互阻，影响脾胃肠腑运化传导功能，升降失调，壅滞之邪与气血相互胶结，营阴受损，气机不畅而为滞下后重之证。本病关键在肠中有滞。治疗一方面针对病因，清暑利湿；一方面针对病机行气和中疏滞。方用佩兰、荷叶、豆卷、葛根清暑化湿，升阳疏透；木香、青皮、台乌、沉香行气调中，化滞止痛；柠檬皮疏滞破气，鲜用力胜；槟榔、枳实破气调积；内金、麦芽、山楂消食和中；建泻、赤苓泄热利湿；保和丸、木香导滞丸等消食和胃，行气导滞。本病白积多而赤垢少，故以赤芍祛瘀止痛，马齿苋清热解毒，凉血止痢。数剂后脉象较缓，身热燔灼减退，但又复感风邪致肺失宣化而咳嗽痰涕，同时夙垢未化，滞下稠厚坚韧。病势缠夹，故在前方通调阳明基础上肃肺宣化，兼顾其标，俾太阴阳明同治。以紫菀、杷叶、苏子、薄荷、前胡、莱菔子、冬瓜子等止咳下气，润肺消痰，兼疏散风热，加苡米健脾利湿。药后肠滞渐化，矢气甚畅，咳嗽亦减，病渐向愈。越数日，上焦余邪渐清，肠胃寒湿尚未全化，大便滞下尚有涎积，腹部虽痛而其势已微。此时暑湿尚未清除，再以香运和胃，加入范志曲、香砂枳术健脾行气，开胃进食。病久余邪未尽，两腿酸软无力，故加入丝瓜络、桑枝祛风利湿，兼治络分。并以刺猬皮、使君子、苦楝皮、胡黄连、五谷虫等收敛杀虫，以防转疳。最后以芳香甘和之品善后调理。

咳嗽治不离肺，兼顾相关脏腑

夏少爷　五岁　七月十日　铁匠营初诊

疹后失调，面浮肌肤燔灼，咳嗽泛恶，胃不思纳。亟以芳香运脾，疏调中焦，防其一身皆肿。寒热交作幸勿轻视。

香砂枳术丸五钱　范志曲四钱（二味同布包）　连皮苓四钱　姜竹茹三钱　新会皮一钱　土炒白术三钱　鲜煨姜七分　佛手片三钱　焦麦芽三钱　鲜荷叶三钱　白蔻衣钱五　制半夏三钱

二诊　七月十一日

咳嗽增剧，汗泄甚多，恶心虽止，两脉细弦而滑，舌苔白腻。疹后失调，拟再以肺脾胃三经同治。

紫菀茸一钱　鲜枇杷叶三钱（布包）　川贝母二钱（去心）　姜竹茹三钱　新会皮一钱　焦苡米二钱　生熟麦芽三钱　连皮苓四钱　建泻片三钱　焦白术三钱　生海石五钱（先煎）　琥珀抱龙丸一丸（匀两次药送下）

三诊　七月十二日

咳嗽颇剧，甚则呕吐，痰涎如沫，舌苔白腻，两脉细弦滑数。再以前法加减，防增百日之咳。

生紫菀一钱　川贝母三钱（去心）　小枳壳一钱（苦梗一钱同炒）　姜竹茹三钱　新会皮一钱　焦苡米二钱　鲜芦

根一两（去节） 连皮苓四钱 建泻片三钱 焦白术三钱 生海石五钱（先煎） 牛蒡子七分 鲜枇杷叶三钱（布包） 苏子霜钱五 琥珀抱龙丸一丸（匀两次药送下）

四诊 七月十四日

身热虽退，两脉细弦滑数，咳嗽虽减，甚则呕吐，舌苔白。再以肺胃同治，防转百日之咳。

生紫菀一钱 川贝母二钱（去心） 小枳壳一钱（苦梗一钱同炒） 姜竹茹三钱 新会皮一钱 鲜芦根一两（去节） 牛蒡子一钱 焦麦芽三钱 鲜枇杷叶三钱（布包） 法制半夏三钱（姜川连七分同炒） 琥珀抱龙丸一丸（匀两次送下）

五诊 七月十六日

咳嗽不止，甚则呕吐，两脉细弦滑数。胃纳渐开，拟再以肃降肺胃。

生紫菀一钱 川贝母二钱（去心） 姜竹茹三钱 法制半夏三钱 使君子三钱（炒） 鲜枇杷叶三钱（布包） 法制陈皮一钱 焦麦芽三钱

按：咳嗽是肺系疾患的主要病症。外感或内伤的多种病因导致肺气失于宣发、肃降时，均会使肺气升降失调而引起咳嗽。因此，对于咳嗽，首当鉴别外感内伤及其见证之虚实。本例病起于麻疹之后。麻毒时邪主要发于脾肺二经，病期较长，患儿正气易虚。复因疹后失调，余邪未清，痰热扰肺，兼之脾气受损，胃失和降，故见肌肤燔灼，寒热交作，咳嗽泛恶，呕吐痰涎，脾虚不能运化水湿，则面浮苔腻。治法先以芳香运脾，疏调中焦。方以茯苓白术补气健脾，燥湿利水，陈皮、佛手理气化痰，半夏、竹茹、生姜化痰止呕，荷叶、白蔻芳香和中，香砂枳术、建曲、麦芽消食开胃。药后恶心虽止而咳嗽增剧，故以肺脾胃三经同治，略减理气止呕之品，日逐加入紫菀、鲜枇杷叶、川贝、桔梗、牛子、苏子等宣肃润肺止咳化痰之属，并以琥珀抱龙丸等祛风化痰，镇心清热。服后胃纳渐开而咳嗽呕吐不止，再以肃降肺胃，并以槟榔、使君子杀虫消积，保和丸和胃消食，防痧后转疳。因病后体弱，麻毒郁于肝胆二经，引起颈部淋巴结发炎而见两项结核如串，故加夏枯草、山慈菇、海浮石，清肝火散郁结。

治咯血必降其气而后血不复升，必充其阴而后虚火乃退

孙太太　五月十七日　东斜街

自乳三年，忽然吐血盈口，痰中带红，形寒，左脉细弦滑数，右部濡细，舌苔白，胸膺刺痛。禀质虚弱，烦劳伤及络分，亟以顺势利导，佐以调气之味，宜乎休养静摄为要。

鲜金斛一两（家苏子钱五同炒）　川贝母二钱（去心）　生紫菀一钱　鲜枇杷叶三钱（布包）　鲜茅根一两（去心节）　鲜荷叶三钱　玫瑰花七分（去蒂）　紫苏叶一钱　藕节炭三钱　怀牛膝三钱　橘子络钱五　丝瓜络三钱　茜草炭三钱　真郁金三钱　四制香附三钱（杵）　大红枣七枚

二诊　五月十八日

昨宵未曾见血，胸膺刺痛不止，阵阵形寒，两脉细弦而弱。再以顺势利导，千万小心休养。

鲜金斛一两（家苏子钱五同打） 川贝母三钱（去心，秋石五分拌炒） 生紫菀一钱 鲜枇杷叶三钱（布包） 鲜茅根一两（去心节） 鲜荷叶三钱 橘子络钱五 紫苏叶一钱 四制香附三钱（杵） 茜草炭三钱 藕节炭三钱 大红枣七枚 真郁金三钱 丝瓜络三钱 怀牛膝三钱 枳壳片一钱 鲜梨一个（连皮去核切片）

三诊 五月二十日

胸膺刺痛已止，咳甚则痰中尚有鲜血，形寒已解，两脉细数而弦。病虽向愈，尚须静摄，拟再以顺势利导。

鲜金斛一两（家苏子钱五同打） 川贝母三钱（去心，秋石五分拌炒） 生紫菀一钱 牛蒡子七分 鲜枇杷叶三钱（布包） 鲜茅根一两（去心节） 鲜荷叶三钱 橘子络钱五 四制香附三钱（杵） 茜草炭三钱 藕节炭三钱（去节） 大红枣十枚 紫苏叶一钱 怀牛膝三钱 鲜梨一个（连皮去核切片）

四诊 五月二十三日

痰血已止，咳嗽不已，舌苔中厚，两脉细弱且涩，气分短促。大吐血之后，宜乎休养静摄，拟再以清润安络。

鲜金斛一两（家苏子钱五同炒） 川贝母三钱（去心，秋石五分拌炒） 生紫菀一钱 牛蒡子一钱 鲜茅根一两（去节） 鲜枇杷叶三钱（布包） 生海石五钱（先煎） 四制香附三钱（杵） 铁梗甘草一钱 鲜荷叶三钱 橘子络钱五 大红枣十枚 鲜梨一个（连皮去核切片）

五诊 五月二十五日

吐血止而咳嗽亦减，舌苔糙黄而厚，左脉弦滑，右细濡。拟以清润安络，调和中焦。千万休养静摄。

鲜金斛一两（家苏子钱五同打） 川贝母三钱（去心）

生紫菀一钱　牛蒡子一钱　鲜枇杷叶三钱（布包）鲜茅根一两（去节）鲜荷叶三钱　生海石五钱（先煎）四制香附三钱（杵）铁梗甘草一钱　生熟麦谷芽各五钱　大红枣十枚　橘子络钱五　鲜梨一个（连皮去核切片）

六诊　五月二十九日

吐血已止，咳嗽尚未全愈，食后中脘嘈杂，左部弦滑，右脉细濡。肺虚胃弱，再以太阴阳明同治，千万休养静摄。

生紫菀一钱　鲜金斛一两（家苏子钱五同打）川贝母三钱（去心）牛蒡子一钱　仙露半夏三钱（粉草一钱同炒）橘子络钱五　鲜荷叶三钱　生海石五钱（先煎）茯神四钱　四制香附三钱（杵）大红枣十枚　肥知母钱五（盐水炒）生熟麦谷芽各五钱　鲜梨一个（连皮去核切片）

七诊　五月三十日

咳嗽减而不止，食后中脘嘈杂，气分短促，左脉弦滑数，右部细濡。肺部之伤尚未全愈，再以轻化上焦，安和中宫。

生紫菀一钱　鲜金斛一两（家苏子钱五同打）川贝母三钱（去心）牛蒡子一钱　仙露半夏三钱（粉草一钱同炒）南沙参三钱（米炒）生海石五钱（先煎）鲜荷叶三钱　朱茯神四钱　大红枣十枚　生熟麦谷芽各五钱　四制香附三钱（杵）鲜梨一个（连皮去核切片）

八诊　六月三日

咳嗽已止，中脘嘈杂亦除，两脉细弦而滑，按之无力。失血之后，肺已重伤，再以清润甘和。

生紫菀一钱　南沙参三钱（米炒）鲜金斛一两（家苏子钱五同打）川贝母三钱（去心）仙露半夏三钱（粉草一钱同炒）生海石五钱（先煎）朱茯神四钱　大红枣十

枚　四制香附三钱（杵）　肥知母钱五（盐水炒）　鸡内金三钱（水炙）　生熟麦谷芽各五钱　鲜梨一个（连皮去核切片）

丸方

生紫菀七钱（炙）　南沙参一两（米炒）　细枝川斛一两（研细）　家苏子五钱（炒研）　仙露半夏一两（粉草三钱同炒）　川贝母七钱（去心）　牛蒡子七钱（研）　枇杷叶一两（去净毛）　苦杏仁一两（去皮尖）　生香附一两（七制）　橘子络五钱（水炙）　肥知母七钱（盐水炒）　小枳壳五钱（麸炒）　怀牛膝一两（盐水炒）　藕节炭一两（研）　生海石一两（研）　鸡内金一两（水炙）　焦麦芽一两（谷芽一两同炒）　香稻芽二两（炒）　建泻片五钱（盐水炒）

上药选配道地，如法炮制，共研细末。以鲜荷叶四大张（去蒂），丝瓜络二两，嫩桑枝四两，鲜橘子皮五枚（去净白），大红枣五十枚煎浓汤，加秋梨膏十两，法丸如小梧桐子大。每日空心临睡各服三钱，白开水送下。如遇感冒暂停。

庚辰端阳节前拟定。

按：咳血是血自肺中经气道而出，或血色鲜红夹有泡沫，或痰血相兼，或痰中带血，伴见咳嗽、喉痒、胸痛等；而吐血是血从胃中吐出或呕出，血色多黯红，并夹有食物残渣，伴有脘胁胀闷疼痛等症。在唐代以前多将咳血包括在吐血之内，因二病均伤于阳络，血均自口而出，病因病机又有相似之处，古人较难鉴别。即近代王旭高、丁甘仁等名家医案中亦每咳血吐血不分。本例吐血盈口或痰中带血，伴有胸膺刺痛，咳嗽不已，当属咳血病无疑，原案置于“吐血”中不妥，今予改易。此例因禀赋虚弱，加以哺育幼儿，自乳三年，备极辛劳。乳汁为血液所化，久乳伤血。阳气者烦劳则张，木火升动，刑金伤络则咳嗽咯血，肺络瘀滞故胸痛；脉细弦滑数濡细为营血不足，痰火扰动之象。治当先予清肺润燥，宁嗽止血，佐以调气。冀水来制火，火降气平，则血自易下行。故以石斛、秋石滋阴除热；川贝、杷叶、鲜梨清热化痰，生津润燥；苏叶、牛子轻化上焦；紫菀润肺下气，生用减轻其温性；郁金、玫瑰、香附、枳壳行气解郁，和血化痰；茅根、荷叶、藕节、茜草凉血止血。以经络不和则血不宁静，故以丝瓜络、橘络化痰通络；牛膝通经逐瘀，引血下行；大枣和营。药后血止，咳嗽不已，中脘不和，再加海石、半夏清痰开郁；甘草、内金、谷麦芽等开胃消食；沙参、知母养阴润燥。此后诸症向愈，故以原法改拟丸剂滋金水之虚兼扶胃土，防其复发。

呃逆治须镇逆安胃，兼顾中焦之阴，上焦之郁

田左　六十一岁　十二月十九日　丞相胡同

呃逆昼夜不止，甚则气逆上冲欲厥，舌苔黄厚，口味甚重，左脉弦滑有力，右部细弦而涩。高年禀质素健，饮食失调，冲气上逆，拟以镇逆安中。

旋覆花二钱（布包）　顶头赭石一两（先煎）　家苏子霜钱五　莱菔子二钱　公丁香两只　老刀豆子三钱　姜竹茹三钱　鲜煨姜七分　生敲瓦楞壳一两（先煎）　怀牛膝三钱

生熟麦谷芽各三钱　赤苓皮四钱（建泻三钱同炒）　冬瓜子一两　陈廪米一两（布包）　柿蒂一钱

二诊　十二月二十日

呃逆虽止，右寸关脉滑数且急，胃络未安，舌苔白腻质绛，大便未通。病虽见效，再以镇逆安络，宜乎闭目凝神，安心静摄。

旋覆花三钱（布包）　苏子霜钱五　顶头赭石一两（先煎）　鲜枇杷叶三钱　北秫米一两（二味同布包）　法制半夏二钱　生敲瓦楞壳一两（先煎）　老刀豆子三钱　姜炒竹茹三钱　公丁香两只　冬瓜子一两　怀牛膝三钱　焦麦谷芽各三钱　赤苓四钱　建泻三钱

上上小川连二分　淡干姜二分（二味同研细末，以小胶管装好，匀两次，药汁送下）

三诊　十二月二十一日

呃逆止而复作，气冲上升，犯及左耳后咽关皆痛，舌苔白腻而滑，质绛，左边花剥，左脉细滑而涩，右部滑数且动。病已旬日，呃甚胃阴重伤，意中事也。而冲气挟虚火上升，亦难免之事。姑再以镇逆安胃兼顾中焦之阴，防增口糜，宜乎静坐勿动。

旋覆花二钱（布包）　顶头赭石一两（先煎）　苏子霜钱五　姜竹茹三钱　鲜橘子皮三钱（去白）　生熟赤芍二钱（枳壳一钱同炒）　鲜枇杷叶三钱（布包）　老刀豆子三钱　全瓜蒌五钱　苦杏仁三钱（去皮尖）　朱茯神四钱　赤苓皮四钱　建泻片三钱　冬瓜子一两　鲜金斛露四两（匀两次冲入药内）　陈廪米一两（煎汤代水）

四诊　十二月二十二日

呃逆间作，冲气未动，左脉细濡且滑，较前昨两日为缓，右弦滑有力，动作则呃即发作。明日丑刻冬至，拟以镇逆生津，安和胃气。千万休养少劳，至嘱至嘱。

旋覆花二钱（布包） 代赭石一两（先煎） 川贝母三钱（去心） 鲜枇杷叶三钱（布包） 苏子霜钱五 苦杏仁三钱（去皮尖） 全瓜蒌五钱 怀牛膝三钱 生敲瓦楞壳一两（先煎） 冬瓜子一两 老刀豆子三钱 朱茯神四钱 鲜橘子皮三钱（去白） 柿蒂一钱 姜竹茹三钱 陈廪米一两（煎汤代水） 鲜鲜金斛露四两（匀两次冲入药内）

五诊 十二月二十三日

呃逆偶作，其势甚微，冲气未动，冬至安然而过，可喜可慰。左脉细缓而濡，右寸关仍滑，舌苔黄，质绛，咳嗽有痰，大便未通。病似见效，拟再以镇逆安和，生津化痰，仍须安卧少劳。

旋覆花二钱（布包） 顶头赭石一两（先煎） 苏子霜钱五 川贝母二钱（去心） 老刀豆子三钱 姜竹茹三钱 鲜橘子皮三钱（去白） 朱茯神四钱 全瓜蒌五钱 新会皮钱五 生熟麦谷芽各三钱 仙露半夏二钱 冬瓜子一两 柿蒂一钱 小川连七分 苦杏仁三钱（去皮尖） 赤苓皮四钱 建泻三钱 陈廪米二两（煎汤代水） 鲜鲜金斛露四两（匀两次冲入药内）

六诊 十二月二十六日

昨宵得寐，安而小逸，顷间起坐略见气促，呃逆未作，舌绛有裂纹，口干不思饮，大便未通，左寸关脉细弦且滑，右寸关弦滑。气分因冲呃而伤，胃阴不复，拟再以《灵枢》法加味，佐以生津救液之味。

旋覆花二钱（布包） 北秫米一两（布包） 顶头赭石一两（先煎） 苏子霜钱五 鲜枇杷叶三钱（布包） 仙露半夏

三钱　老刀豆子三钱　生敲瓦楞壳一两（先煎）全瓜蒌五钱　姜竹茹三钱　苦杏仁三钱（去皮尖）生熟麦谷芽各三钱　怀牛膝三钱　朱茯神四钱　建泻片三钱　柿蒂一两　冬瓜子一两　炙陈皮钱五　萸川连七分　鲜橘子皮三钱（去净白）鲜梨一个（连皮去核切片）鲜金斛露四两（匀两次冲入）陈廪米二两（煎汤代水）

七诊　十二月二十八日

两脉已平，呃逆冲气皆未发作，大便欲解不得，昨宵夜寐不安，舌上垢苔已化，质绛，口粘。正式之苔未见，乃胃阴尚未全复。拟再以前法加减，仍须休养，安静自摄，饮食宜慎，不可动气，至嘱至嘱。

旋覆花二钱　北秫米一两（二味同布包）顶头赭石一两（先煎）苏子霜钱五　全瓜蒌五钱　法炙陈皮钱五　仙露半夏二钱（萸川连七分同炒）鲜枇杷叶三钱（布包）老刀豆子三钱　生海蛤壳一两　生敲瓦楞壳一两（二味打先煎）鲜鲜橘子皮三钱（去白）姜竹茹三钱　朱茯神四钱　怀牛膝三钱　白蒺藜三钱（去刺）生熟麦谷芽各三钱　柿蒂一钱　鲜金斛露四两（匀两次冲入药内）陈廪米二两（煎汤代水）

八诊　十二月二十九日

更衣两次，先干后泻，畅而且多。舌苔薄白，质绛，两脉如常，和缓可喜，胃纳不知味。呃逆最伤胃阴，拟以甘和运中，希图渐渐康复也。

香砂养胃丸五钱　鲜鲜枇杷叶三钱　北秫米一两（三味同布包）仙露半夏二钱（萸川连七分同炒）法制陈皮钱五　老刀豆子三钱　料豆衣三钱　粉丹皮钱五（姜炒）怀牛膝三钱　姜竹茹二钱　生熟麦谷芽各三钱　连皮苓四钱

陈廪米二两（布包煎汤代水）

按：此病例原分类归属于“关格”病下。按关格因脾阳亏损，肾阳衰微，浊邪壅盛，三焦不行，上而吐逆曰格，下而不得大小便曰关。故以格逆不食，便溺不通为主症。此例虽有大便不通，但无小便不利与格拒吐逆，且以呃逆昼夜不止为主症，随病情好转，呃逆之势由剧而缓，最终停发，大便得解，脉象和缓而愈。因此本病当属呃逆而非关格。从发病机理和苔脉看，虽禀质素健，终因高年营阴不足，肝气易升，复由饮食失调，痰食阻滞于中，引起肝火上僭，肺胃肃降失司，气逆动膈，致呃逆连声，甚则气冲上升，其势欲厥。故治疗时选用镇逆安络和中止呃之法，除重用旋覆、代赭、丁香、柿蒂、刀豆等降气止逆制呃之要药外；并以蒺藜、萸连（左金）等辛开苦降，疏肝下气；陈米、莱菔、焦谷麦芽等养胃消食；佐以竹茹、苏子、半夏、牛膝、杷叶等沉潜降逆化痰之属。因肝气过升，导致肺气失降，湿痰逗留，治法当兼顾肺气痹郁，以开上焦之闭为要务，故瓦楞、海蛤、橘皮、瓜蒌、杏仁、川贝、冬瓜子等宣肺开郁理气化痰之品亦数数用之。正如叶天士所说：“心胸背部须藉在上清阳舒展乃能旷达耳。”药后呃逆渐减，然气分因冲呃已伤，胃阴亦损，故后期以陈米、秫米、鲜梨、穞豆衣、茯苓、香砂养胃丸等养营补阴，和中生津，调治而安。冬至一阳生，恐冲气因阳气生发而妄动，致呃逆加重，故汪老于冬至前后尤为谨慎，频以安神静摄不可动气为戒。

虚劳当分清阴阳气血，脏腑形质

1. 蔡左　三十五岁　七月二十二日　聚贤旅社

日晡但热无寒，舌苔白，质绛，两脉细弦滑数，大便两日未通。斑疹伤寒之后，湿热留恋阳明，禀质虚弱，防增咳嗽，亟以泄其有余，养其不足。

粉丹皮钱五（盐水炒）　香青蒿钱五　大豆卷三钱（秦艽钱五同炒）　保和丸五钱南花粉三钱（二味同布包）　肥知母钱五（盐水炒）　白蔻衣钱五　焦苡米三钱　姜竹茹三钱　新会皮钱五　苦杏仁三钱（去皮尖）　益元散五钱（布包）　鲜西瓜翠衣一两

二诊　七月二十三日

晡热未退，两脉仍见细弦滑数，按之无力，手足清冷不温。病后营虚不复，湿阻中焦，拟以扶羸和中，温和去湿。

银柴胡一钱（鳖血拌炒）　香青蒿钱五　枯子芩钱五　香砂枳术丸五钱　范志曲四钱（二味同布包）　焦白术三钱　焦苡米三钱　苦杏仁三钱（去皮尖）　赤苓皮四钱　建泻片三钱　新会皮一钱　方通草钱五　生熟麦谷芽各五钱

三诊　七月二十四日

晡热不退，其势较短，腹胀已消，左脉细濡，右弦滑而数。禀质太弱，阴分已伤，深虑淹缠涉怯。

银柴胡一钱（鳖血拌炒）　香青蒿钱五　地骨皮三钱　枯子芩钱五　香砂六君子丸五钱　范志曲四钱（二味同布包）　肥知母钱五（盐水炒）　香橼皮钱五　焦白术三钱　当

归须三钱　生熟麦谷芽各五钱　赤苓皮四钱　建泻三钱　鸡内金三钱（水炙）

四诊　七月二十五日

晡热渐退，胃纳渐开，大便溏薄，两脉细弦而数。扶羸和中既效，再以前法增益。

银柴胡一钱（鳖血拌炒）炙鳖甲五钱　香青蒿钱五（地骨皮三钱同炒）枯子芩钱五　香砂六君子丸五钱　范志曲四钱（二味同布包）当归身三钱　焦白术三钱　肥知母钱五（盐水炒）鸡内金三钱（水炙）香稻芽一两　建莲须三钱　连皮苓四钱　香橼皮三钱

五诊　七月二十七日

潮热渐渐退净，胃纳亦见进展，大便畅通，左脉虽平，右弦滑而数。病虽见效，宜乎休养静摄，至属千万。

银柴胡一钱（鳖血拌炒）炙鳖甲五钱　地骨皮三钱（香青蒿钱五同炒）枯子芩钱五　香砂六君子丸五钱　范志曲四钱（二味同布包）土炒白术三钱　扁豆衣三钱　肥玉竹三钱　鸡内金三钱（水炙）香稻芽一两　建莲须三钱　全当归三钱　香橼皮钱五　云茯苓四钱

2．刘左　十九岁　八月十八日

头部空痛，腹中寒凉且痛，大便不实，两脉细缓。青年阳气大亏，拟以大温大补。

绵黄芪二两　潞党参两五（枳壳一钱白米三钱同炒）野於术五钱　淡吴萸七钱　淡干姜五钱　炮姜三钱　山萸肉五钱　腽肭脐三钱　延胡索三钱　甘枸杞五钱　补骨脂三钱（沙蒺藜三钱同炒）玉蝴蝶三钱　金狗脊一两（去毛）六味地黄丸五钱（布包）淡附片一两　真鹿茸钱五　紫油桂钱五（二味同研，小胶管装，匀两次药送下）

二诊　八月二十二日

药后大便渐调，腹痛时作，寒凉不温，头空且痛，下元不固，两脉细缓。再以前法进益。

绵黄芪三两　潞党参二两（枳壳一钱同炒）野於术七钱　淡附片一两（盐水炒）淡吴萸八钱　淡干姜五钱　怀山药一两　熟地黄一两（香砂仁二钱同打）山萸肉五钱（盐水炒）金狗脊五钱（去毛）补骨脂三钱　腽肭脐三钱玉蝴蝶三钱　延胡索二钱　连皮苓一两　真鹿茸二钱　紫油肉桂二钱（二味同研，小胶管装，匀两次药送下）

三诊　八月二十六日

头部空痛渐减，腹内寒热相激，腹痛颇剧，两脉细濡而缓。青年阴阳皆亏，再以前法增减。

绵黄芪四钱　潞党参二钱[①]（枳壳一钱同炒）野於术一两（土炒）淡附片一两（吴萸七分同炒）淡干姜五钱　山萸肉五钱　怀山药一两（土炒）金狗脊五钱（去毛）补骨脂三钱　大熟地一两（香砂仁二钱同打）腽肭脐三钱　玉蝴蝶三钱　蚕蛹三钱　延胡索三钱　云茯苓一两（连皮）真鹿茸三钱　紫油肉桂三钱（二味同研，小胶管装，匀两次药送下）

四诊　八月三十一日

屡进大剂温补，头部空痛已减，大便渐调，腹痛虽止，中下两焦仍觉空虚，寒冷渐温，不能持久，两脉细濡而缓，左部渐有起色。拟再以柔养温补，摄纳下元。

何首乌二两　甘枸杞五钱　沙蒺藜五钱　绵黄芪四两　潞

---

① 从前后二方参看，"四钱"或当为"四两"之误；"二钱"或当为"二两"之误。

党参二两（白米五钱同炒） 野於术一两（土炒） 淡附片一两 淡干姜五钱 淡吴萸三钱 大熟地一两（香砂仁二钱同打） 山萸肉一两（盐水炒） 怀山药五钱（土炒） 金狗脊五钱（去毛） 补骨脂五钱 全当归三钱 腽肭脐四钱 玉蝴蝶三钱 蚕蛾三钱（布包） 鹿茸三钱 紫油桂三钱（二味同研，小胶管装，匀两次药送下）

按：虚劳是以脏腑元气亏损，精血不足为主要病理过程的一类慢性虚衰性病证。每因先天禀质不充，后天失调；或诸病失治，病后失养；或积劳内伤，形神过耗，致元气亏损，精血虚少。由气血之不足，导致脏腑形质之损伤，而脏腑的损伤又进一步导致阴阳气血的亏耗。治疗时当分清主次顺逆，立法遣方。

本病例 1 由罹患斑疹伤寒病后，营虚不复，湿热中阻，留恋阳明，致日晡潮热，胃纳不开，腹胀，手足不温，脉细弦滑数，苔白质绛等湿热阴虚之象，深恐淹缠致劳。故以丹皮、青蒿、银柴胡（鳖血拌炒）、秦艽、地骨皮、鳖甲、当归等清热退蒸，和营凉血，使阴分伏热外透；豆卷、西瓜翠衣、黄芩、知母、花粉、玉竹、益元散等清热利湿，滋阴润燥；杏仁、竹茹、陈皮等化痰止咳，防增咳嗽；赤苓、泽泻、通草等利水渗湿；保和丸、香砂枳术、六君、建曲、白术、苡米、扁豆、香橼、内金、谷麦芽等大队健脾开胃，温和去湿。诸药同用，共奏扶羸和中之功。由于用药得法，故较快见效，潮热退，胃纳开，大便畅通，而脉象平复。

例 2 为青年素禀不足，头部空痛，腹中寒凉且痛，大便不实，度必更有形悴色夺及滑遗梦泄等下元不固之象。故以大剂温补重点调摄脾肾。以黄芪、党参、白术、茯苓、山药等健脾补气，气旺则血足津充；吴萸、干姜、肉桂、元胡等温寒止痛；枳壳、砂仁等理脾胃气滞，化中焦湿阻；沙苑、补骨脂、狗脊、原蚕蛾补肾壮阳；熟地、山萸肉、枸杞子、玉蝴蝶、六味地黄等，滋补肝肾之阴；鹿茸、腽肭脐大补精血。值得注意的是从始至终重用附子补火壮阳，每次用量多达一两，其余黄芪、党参、茯苓、熟地、萸肉等味亦在一两至数两（三诊中黄芪党参用量根据前后二诊疑仍当作黄芪四两，党参二两），且药味多达十七八种。如此重剂峻伍在同时医家中极具特色。因患者虽在青壮而体质薄弱，先后天俱不足，如不及时调治，防虚杜损，必致由损而劳，由劳而极，甚则元气衰竭，阴尽阳亡而殆。由于峻补回阳用之得当，故较快见到痛止便调之效。但脾肾虚寒之势虽已挽回，而阴阳皆亏非旦夕可以收功，仍当柔养温补徐图扶持。

肿胀：三焦同治，尤重视上焦宣痹开郁

王少爷　五岁　十月十日　半截胡同一诊

一身浮肿，腹部胀大，时起时消，反复已非一次。舌苔白，两脉细弦滑数，咳嗽气促，呼吸痰声如曳锯。病在脾肺胃三经，势将涉及心肾，姑以肃降化痰，调达中焦，忌食咸味。

大豆卷三钱　嫩前胡一钱　桑白皮三钱　苏子霜钱五　汉防已三钱　大腹皮三钱（洗净）陈莱菔荚三钱　鲜枇杷叶三钱（二味同布包）冬瓜子皮各一两　制半夏三钱　炙陈皮钱五　盘龙草一两（洗净，煎汤代水）

二诊　十月十二日

夜寐较安，浮肿未消，左脉细弦，右脉弦滑，舌苔白，小溲尚未畅利。再以宣痹化水。

大豆卷三钱　嫩前胡一钱　桑白皮三钱　象贝母四钱（去心）苍耳子三钱　汉防己三钱　鲜枇杷叶四钱　保和丸五钱　莱菔荚五钱（三味同布包）花槟榔三钱（杵）冬瓜子一两　路路通三钱　赤苓四钱（猪苓四钱同炒）建泻三钱　佛手片三钱　制半夏三钱　冬瓜皮五钱　盘龙草一两（洗净）

三诊　十月十三日

小溲不畅，大便干结，卧则痰声如曳锯，其势已减，舌苔白，腹部胀满，两脉细弦而滑，面浮较甚，身肿渐消。再以宣痹化痰。

大豆卷三钱（汉防己三钱同炒）嫩前胡一钱（麻黄汤煮透，去麻黄勿用）桑白皮三钱　象贝母四钱（去心）苦杏仁三钱（去皮尖）制厚朴钱五（川连七分同炒）苍耳子三钱　莱菔荚五钱（布包）莱菔子三钱　鲜枇杷叶三钱（布包）盘龙草一两　冬瓜子皮各五钱　路路通三钱　鲜荷梗一尺　赤苓皮五钱（建泻三钱同炒）

四诊　十月十四日

药后大便先泄后调，左偏面部浮肿不消，腹胀已软，舌苔白腻，两脉细弦滑数，小溲尚未畅利。拟再以宣痹分利。

大豆卷三钱　汉防己三钱　嫩前胡一钱（麻黄汤煮透去麻黄）桑白皮三钱　象贝母四钱（去心）苦杏仁三钱（去皮尖）制厚朴钱五（川连七分同炒）莱菔子三钱　莱菔荚一两（布包）鲜枇杷叶三钱　保和丸五钱（二味同布包）盘龙草一两（洗净）冬瓜子皮各五钱　路路通三钱

海金沙三钱（布包） 赤苓皮四钱 建泻片三钱 大腹皮三钱（洗净）

五诊 十月十六日

肺气渐舒，已见喷嚏鼻涕，面浮渐消，腹胀依然，按之亦软。再以宣痹通利。

大豆卷三钱 汉防己三钱 嫩前胡一钱（麻黄汤煮透，去麻黄勿用） 制厚朴钱五（川连七钱同炒） 大腹皮三钱（洗净） 香橼皮钱五 冬瓜子皮各五钱 莱菔子三钱 莱菔荚五钱（布包） 鲜枇杷叶三钱 保和丸五钱（二味同布包） 路路通三钱 土炒白术皮三钱 桑白皮三钱（水炙） 海金沙三钱（布包） 苦杏仁三钱（去皮尖） 盘龙草二两 方通草一两（二味煎汤代水）

六诊 十月十七日

屡投宣化分利，面浮渐消，腹部按之已软，胀满亦消，二便亦畅，舌苔白质绛，口味甚重。再以宣通中焦，分利足太阳经。

大豆卷三钱（防己三钱同炒） 嫩前胡一钱（麻黄汤煮透，去麻黄勿用） 制厚朴钱五（川黄连七分同炒） 大腹皮三钱（洗净） 香橼皮钱五 小枳壳钱五（苦梗一钱同炒） 莱菔子三钱 莱菔荚五钱 桑白皮三钱（水炙） 鲜枇杷叶三钱 保和丸五钱 海金沙三钱（三味同布包） 焦白术皮三钱 路路通三钱 赤苓皮四钱（建泻三钱同炒） 冬瓜子一两 瓜子皮一两 龙胆草二两 方通草一两（二味同煎汤代水）

七诊 十月十九日

感受新凉，昨宵身热颇壮，汗泄而解，呕吐，少腹疼痛，旁支两胁，面浮足肿。亟以先治其标。

大豆卷三钱　嫩前胡一钱　制厚朴钱五（川连七分同炒）大腹皮三钱　台乌药钱五　莱菔子三钱　佛手片三钱　保和丸五钱（布包）苦杏仁三钱（去皮尖）焦苡米三钱　延胡索钱五　方通草钱五　赤苓四钱　猪苓四钱　建泻三钱　冬瓜子皮各三钱　丝瓜络三钱　路路通三钱

八诊　十月二十日

身热虽退，腹部发热，胀痛，有形积聚，大便未通，一身浮肿，两足不温，舌绛苔白，两脉细弦滑数。再以宣痹化水。

大豆卷三钱（郁李仁三钱同打）嫩前胡一钱　汉防已三钱　莱菔子三钱　制厚朴钱五（川连七分同炒）台乌药钱五　桑白皮三钱（水煎）苦杏仁三钱（去皮尖）路路通三钱　赤苓皮四钱　猪苓四钱　建泻三钱　生草梢钱五　海金沙三钱（布包）淡附片七分（盐水炒）盘龙草二两　方通草一两（二味同煎汤代水）

九诊　十月二十一日

药后大便一次，酸臭而畅，身肿渐消，两足冷肿依然，少腹疼痛已止，腹部已软，其胀未消，舌苔白腻垢黄而厚。再以宣痹化水。

大豆卷三钱　嫩前胡一钱　汉防已三钱　制厚朴钱五（川连七分同炒）郁李仁三钱（酒浸）苦杏仁三钱（去皮尖）桑白皮三钱（水炙）路路通三钱　淡附片一钱（盐水炒）生草梢钱五　鲜姜皮七分　冬瓜皮五钱　赤苓四钱（建泻三钱同炒）猪苓四钱　莱菔子三钱　台乌药钱五　盘龙草二两　方通草一两（二味同煎汤代水）

十诊　十月二十二日

大便两次，通利甚畅，小溲亦爽，舌苔白腻有刺，腹部已软，两足冷肿未退。再以宣痹温化，佐以杀虫之味，饮食宜慎。

大豆卷三钱（汉防己三钱同炒） 嫩前胡一钱（桑白皮三钱同炒） 制厚朴钱五（川黄连七分同炒） 鲜枇杷叶三钱 保和丸五钱（二味同布包） 淡附片二钱（盐水炒） 苦杏仁三钱（去皮尖） 郁李仁三钱（酒浸） 花槟榔三钱（杵） 使君子三钱（炒） 鲜姜皮七分 莱菔子三钱 冬瓜子一两 赤苓皮四钱（建泻三钱同炒） 猪苓五钱 象贝母四钱（去心） 路路通三钱 盘龙草二两 方通草一两（二味煎汤代水）

十一诊 十月二十三日

大便通而甚畅，两腿足浮肿渐消，少腹胀痛已止，腹部胀大亦消，两脉细弦微数。再以宣痹温化。

大豆卷三钱（防己三钱同炒） 嫩前胡一钱（桑白皮三钱同炒） 制厚朴钱五（川连七分同炒） 鲜枇杷叶三钱 加味保和丸五钱（二味同布包） 淡附片一钱（盐水炒） 花槟榔三钱（杵） 苦杏仁三钱（去皮尖） 郁李仁三钱（酒浸） 鲜姜皮七分 莱菔子三钱 冬瓜子皮各五钱 佛手片三钱 赤苓皮四钱（猪苓四钱同炒） 建泻三钱 路路通三钱 胡芦巴三钱 肥知母钱五（盐水炒） 盘龙草二两 方通草一两（二味同煎汤代水）

十二诊 十月二十五日

大便溏薄，屡通甚畅，两腿足浮肿渐渐消退，腹部胀大未消，两脉细弦而濡。拟再以宣痹疏通。

大豆卷三钱（汉防己三钱同炒） 嫩前胡一钱（桑白皮三钱同炒） 制厚朴钱五（川连七分同炒） 鲜枇杷叶三钱 加味保和丸五钱（二味同布包） 苦杏仁三钱（去皮尖） 淡

附片一钱（盐水炒） 鲜姜皮七分 莱菔子荚各三钱 大腹皮三钱（洗净） 冬瓜子皮各五钱 赤苓四钱（建泻三钱同炒） 猪苓四钱 香橼皮钱五 郁李仁三钱（酒浸） 路路通三钱 胡芦巴三钱 盘龙草二两 方通草一两（二味同煎汤代水）

十三诊 十月二十七日

腹胀渐消，大便滞下甚多，干溏皆有，两脉细弦滑数，胃纳渐开。拟再以宣痹疏化。

大豆卷三钱（汉防己三钱同炒） 桑白皮三钱（香橼皮钱五同炒） 制厚朴钱五（川连七分同炒） 鲜枇杷叶三钱 加味保和丸五钱（二味同布包） 苦杏仁三钱（去皮尖） 淡附片一钱（盐水炒） 鲜姜皮七分 大腹皮三钱（洗净） 莱菔子荚各三钱（布包） 冬瓜子皮各五钱 赤苓皮四钱 （建泻三钱同炒） 猪苓四钱 路路通二钱 胡芦巴三钱 郁李仁三钱（酒浸透） 盘龙草二两 方通草一两（二味同煎汤代水）

十四诊 十月二十九日

一身浮肿渐消，小溲甚畅，左脉细弦，右部弦滑，大便通而甚畅，腹部胀大已消，病已向愈。再以宣痹温化。

大豆卷三钱（汉防己三钱同炒） 桑白皮三钱（香橼皮三钱同炒） 制厚朴钱五（川连七分同炒） 鲜枇杷叶三钱 加味保和丸五钱（二味同布包） 淡附片一钱（盐水炒） 鲜姜皮七分 大腹皮三钱（洗净） 冬瓜皮五钱 赤苓皮四钱（猪苓四钱同炒） 路路通三钱 胡芦巴三钱 苦杏仁二钱（去皮尖） 郁李仁二钱（酒浸） 建泻三钱 盘龙草二两方通草一两（二味同煎汤代水）

十五诊　十月三十一日

大便屡泄四次，一身浮肿皆消，舌苔白腻，两脉细弱而缓。病已向愈，姑再以运脾化湿，分渗太阳经。

大豆卷三钱　汉防己三钱　桑白皮三钱（水炙）　厚朴花钱五（川连七分同炒）　鲜枇杷叶三钱　加味保和丸五钱（二味同布包）　淡附片一钱（盐水炒）　鲜姜皮七分　大腹皮三钱（洗净）　冬瓜皮五钱　赤苓皮四钱（建泻三钱同炒）猪苓四钱　路路通三钱　苦杏仁三钱（去皮尖）　香橼皮钱五　盘龙草二两　方通草一两（二味同煎汤代水）

十六诊　十一月三日

一身浮肿皆已消净，大便亦调，两脉细弦而滑，小溲甚畅，两腿足肿冷全退。拟再以运用中焦。

大豆卷三钱　汉防己三钱　淡附片一钱（盐水炒）　香砂枳术丸五钱　范志曲四钱（二味同布包）　大腹皮三钱洗净　生姜片七分　冬瓜皮五钱　赤苓四钱　猪苓四钱　建泻三钱　香橼皮钱五　路路通三钱　生熟谷芽四钱　生熟麦芽四钱　盘龙草二两　方通草一两（二味同煎汤代水）

十七诊　十一月八日

两目微现肿状，大便干结，舌苔白，左脉细濡，右部弦滑而数。拟再以宣痹和胃。

大豆卷三钱　汉防己三钱　桑白皮三钱（水炙）　苦杏仁三钱（去皮尖）　郁李仁三钱（酒浸）　家苏子钱五　鲜枇杷叶三钱　加味保和丸五钱　陈莱菔荚三钱（三味同布包）生姜皮一钱　香橼皮钱五（大腹皮三钱同炒）　路路通三钱淡附片一钱（盐水炒）　冬瓜子皮各五钱　焦麦芽四钱　赤苓四钱（猪苓四钱同炒）　建泻三钱　盘龙草二两　方通草一两（二味同煎汤代水）

按：人体水液代谢运行有赖于脏腑气化功能，诸如肺气的通调，脾气的转输，肾气的蒸化等。假如感受外邪，劳倦内伤，饮食失调或脏气亏损，使三焦决渎失权，膀胱气化不利，导致水液潴留，泛滥肌肤，引起头面、眼睑、四肢、腹背甚至全身浮肿等为临床特征的病证，谓之水肿。若治不及时，或治疗失当，或治不彻底，可反复发作，部分病情严重者可危及生命，儿童患者若失治亦致淹滞缠手，因此不可掉以轻心。

本例为五岁幼儿，面部一身浮肿，腹部胀大，二便不利，已反复多次。兼有咳嗽痰声如曳锯等。根据证情，诊断为病在肺脾胃三经。因肺主一身之气，通调水道，下输膀胱，使气化能及州都，则水湿斯有出路；中焦脾胃主运化水湿，若太阴失健运之常，阳明乏通降之职，则脾不能运化水湿，精血皆化为水，进而影响三焦功能。在小儿尤须考虑到虫积食滞对脾胃功能的损害。初诊时以大豆卷、嫩前胡、桑白皮、苏子霜、枇杷叶、莱菔荚、冬瓜子等开宣肺气，肃降化痰，桑皮兼能治肌肤浮肿；陈皮、半夏燥湿化痰，消痞散结；盘龙草即草帽辫，专治水肿，与通草二味淡渗清降，煎汤代水，始终用之。在随后处方中，陆续根据病情，或以浙贝、苍耳、麻黄、杏仁、莱菔子等加强宣肺开郁；或以槟榔、使君子等破积杀虫，祛风利水；或以厚朴、川连、泽泻、猪苓、赤苓、海金沙等苦降辛开，利水渗湿；或用保和丸、佛手、香橼皮、白术等和胃调中。并用荷梗通气行水；路路通通行十二经，利水除湿；桔梗、枳壳一善开提，一善降逆，一升一降使气机通畅。因火衰不能生土，浊阴凝聚则气化不行而有两足冷肿等症，故以台乌、胡芦巴、附片温肾散寒；延胡、瓜络通络行气止痛；郁李仁通利大小便，使邪有出路，从二便分利，则一身浮肿渐消。二便通畅不但意味着邪有出路，也意味着脏腑传化功能的恢复。

本例体现出汪老在涉及津液水湿为病方面重视开宣肺气和健脾利湿，即三焦同时调治。豆卷、前胡、建泻、赤苓几乎每方必用。盘龙草、路路通的使用具有特殊启示作用。值得注意的是此病多反复，故治疗上应谨守病机，稳步前进，收效后不要轻易换方。正如徐灵胎所说："胀满之为病，即使正虚，终属邪实，古人慎用补法。"汪氏迭经十七诊，一个多月，守定宣痹开郁，调达中焦，疏化通利，适当佐以补火生土，温化下焦，驱逐寒湿，使脾得温补而能制水，即崇土利水之意。并在调护方面嘱病儿忌盐。几方面配合，故能取得较理想的效果。

便血：凉血而不过寒，和阳而不伤络

文先生　五十四岁　六月十八日　冰窖厂

胃呆已久，不能进食，忽下利便血并作，其势甚猛，两脉细弱如丝，病已两年，因过服激刺之味，由胃及肠。姑以升其不足，和其中焦，防增呃逆。

煨葛根七分　赤小豆三钱　全当归三钱

香砂养胃丸五钱　霞天曲四钱（二味同布包）　马齿苋三钱　生熟麦谷芽各五钱　鲜柠檬皮三钱　生熟赤芍各二钱　藕节炭三钱　荷叶炭三钱　绿升麻五分（川连七分同炒）

二诊　六月十九日

便血不止，左脉弦滑，重按无力，右细弦，胃呆已久，伤及大肠，夏至已届，其病可虑。姑以《金匮》法为治。

赤小豆三钱　全当归三钱　料豆衣三钱　淡吴萸钱五（川连七分同炒）　苍术炭三钱　荷叶炭三钱　藕节炭三钱　生熟麦谷芽各三钱　炮姜炭七分　血余炭三钱　白头翁三钱（水炙）　香砂养胃丸五钱　（布包）

三诊　六月二十二日

便血渐止，胃纳不佳，两脉细弱无力。病虽见效，而脾胃早伤，恐非药石能全功也。

赤小豆三钱　全当归三钱　料豆衣三钱　淡吴萸钱五（川连七分同炒）　苍术炭三钱　荷叶炭三钱　藕节炭三钱　炮姜炭七分　血余炭三钱　白头翁三钱（水炙）　生熟麦谷芽各五钱　香砂养胃丸五钱（布包）　扁豆衣三钱　马齿苋三钱　鲜荷叶一角（去蒂）

四诊　六月二十五日

胃纳渐佳，便血有余不净，两脉细弱无力。禀质虚弱，脾胃重伤，姑再以《金匮》法加味。

赤小豆三钱　全当归三钱　料豆衣三钱　淡吴萸钱五（川连七分同炒）　苍术炭三钱　荷叶炭三钱　藕节炭三钱　炮姜炭七分　白头翁三钱（水炙）　扁豆衣三钱　焦麦谷芽各五钱　马齿苋三钱　香砂六君子丸五钱（布包）　鸡内金三钱（水炙）

五诊　六月二十八日

便血已无，胃纳甚佳，舌苔白，两脉细弱无力。病已向愈，惟禀质虚弱，宜乎静摄休养，以助药力之不足也。

赤小豆三钱　全当归三钱　料豆衣三钱　淡吴萸钱五

（川连七分同炒） 苍术炭三钱 荷叶炭三钱 藕节炭三钱 炮姜炭七分 扁豆衣三钱 鸡内金三钱（水炙） 焦麦谷芽各五钱 焦白术三钱 香砂六君子丸五钱（布包）

按：便血以大便前后下血或单纯下血为临床表现，可见于多种疾病。内科杂病的便血主要见于西医所称的胃肠道炎症、溃疡、息肉及肿瘤。另外血液病、肠伤寒、肠道寄生虫病等也可见到大便下血的症状。便血的病位在胃与大肠，其病机主要为火与虚，火盛则迫血妄行，气虚则血无所摄，血液下渗而成便血。

本例因过食刺激性食物致胃中积热，胃纳呆滞，日久由胃及肠。积热内郁，气血逆乱，损伤脉络，血液下行，渗于肠道，而见下利便血并作。因来势凶猛，失血过多，故见两脉细弱如丝。《灵枢·百病始生篇》曰：“阴络伤则血内溢，血内溢则后血”。程云来云：“夫肠有夹层，其中脂膜联络，当其和平则行气血，及其节养失宜，则血从夹层渗入肠中，非从肠外而渗入肠中也”，均指出本病机理为血无所禀而下渗入肠。时届夏至，天气炎暑，益增血热。治法除凉血止血外，当升阳和中，以防过寒。方以《金匮》赤小豆当归散为主。赤小豆性平而善下行，降火行血，清肠腑热毒；当归性温，补血活血，以和血脉。荷叶炭、藕节炭、血余炭等收敛止血，又兼化瘀；葛根、升麻升阳止泻；马齿苋、白头翁清凉止血，善除大肠热毒蕴结；赤芍清热凉血，活血散瘀；炮姜炭长于温经止血；川连苦寒泄降，泻火坚阴，配吴萸辛热，共奏苦降辛开之效，吴萸且能制寒凉太过。又以香砂养胃辈健脾理气，霞天曲益胃和中，柠檬疏滞健胃，谷麦芽醒脾开胃，苍术燥湿健脾。药后便血虽渐止，而胃纳仍不佳，加以扁豆衣健脾化湿，鸡内金运脾消食，鲜荷叶升阳止血。张璐对便血的治疗指出："不可纯用寒凉，必加辛散为主，久之不愈，宜理胃气，兼升举药，故大便下血多以胃药收功，不可徒用苦寒也"。此例即体现了这一治疗思想，故很快见效。不但便血止，且胃纳也转佳，是中气恢复，血受统摄节制故也。

肺痈治宜清热解毒，理气祛痰，化瘀排脓

王先生　四十三岁　八月十一日　纸巷子一诊

咳嗽吐血，盈口有味，右肺部作痛，舌苔垢厚且腻，左脉细弱而数，右部弦滑。病将一月，由感冒逆传入肺，势已成痈，姑以《金匮》法加味，藉觇其后。

鲜苇茎一两（去节）　生紫菀一钱　川贝母三钱（去心）　牛蒡子一钱　苦杏仁三钱（去皮尖））　甜葶苈一钱（焙）　生海石五钱（先煎）　鲜枇杷叶三钱　黛蛤散五钱（二味同布包）　冬瓜子一两　鲜荷叶三钱　生熟麦芽三钱　犀黄丸七分（匀两次药送下）

二诊　十二日

吐血虽止，咳嗽黄痰，其味甚臭，右肺部痛势已减，两脉细弦而滑。拟再以《金匮》法加味，佐以《千金》之意。

鲜苇茎一两（去节）　款冬花三两　黛蛤散四钱（二味同布包）　大红枣十枚　冬瓜子一两　鲜茅根一两（去节）　甜葶苈一钱（焙）　净连翘三钱　忍冬藤五钱　川贝母三钱（去心）　苦杏仁三钱（去皮尖）　生紫菀一钱　牛蒡子一钱

犀黄丸七分（匀两次药送下）

三诊　八月十三日

黄痰少而臭味亦减，咳嗽不止，舌苔糙黄而厚。再以前法加减，病虽见效，诸宜小心。

嫩前胡一钱　嫩白前钱五　牛蒡子一钱　鲜枇杷叶三钱　黛蛤散五钱（二味同布包）　甜葶苈一钱（焙）　鲜苇茎一两（去节）　净连翘三钱　忍冬藤五钱　川贝母三钱（去心）　冬瓜子一两　苦杏仁三钱（去皮尖）　鲜荷叶三钱　大红枣十枚　苏子霜钱五　犀黄丸七分（匀两次药送下）

四诊　八月十四日

咳嗽痰少，臭味亦止。舌苔垢黄而厚，两脉细弦而滑。肺痈渐渐轻浅，胃中宿垢甚多，再以前法加减。

嫩前胡一钱　嫩白前一钱　牛蒡子一钱　鲜枇杷叶三钱　黛蛤散五钱　保和丸五钱（三味同布包）　甜葶苈一钱（焙）　川贝母二钱（去心）　鲜苇茎一两（去节）　家苏子三钱　大红枣十枚　苦杏仁三钱（去皮尖）　连翘壳三钱　忍冬藤五钱　犀黄丸七分（匀两次药送下）

五诊　八月十六日

咳嗽昼轻晡重，舌苔黄厚而腻，痰味渐少，胃亦思纳，大便干结，两脉细弦滑数。再以前法加减。

嫩前胡一钱　嫩白前一钱　牛蒡子一钱　全瓜蒌五钱（家苏子钱五同打）　苦杏仁三钱　朱连翘三钱　鲜枇杷叶三钱　黛蛤散四钱　保和丸五钱（三味同布包）川贝母三钱（去心）　甜葶苈一钱　（焙）　大红枣十枚　生海石五钱（先煎）　莱菔子钱五　方通草钱五　忍冬藤五钱　犀黄丸七分（匀两次药送下）

六诊　八月十七日

昨宵咳嗽颇剧，吐痰有血，舌苔糙黄而厚，胃不思纳，大便两次，左脉弦滑，右细弦。亟以轻宣化毒，兼调胃气。

忍冬藤五钱　净连翘三钱　款冬花三钱（布包）嫩白前一钱　川贝母二钱　桑白皮三钱　鲜枇杷叶三钱　黛蛤散五钱　香砂枳术丸五钱（三味同布包）甜葶苈一钱（焙）鲜苇茎一两（去节）大红枣七枚　苦杏仁三钱（去皮尖）姜竹茹三钱　新会皮一钱　制半夏三钱（粉草一钱同炒）犀黄丸七分（匀两次药送下）

七诊　八月十八日

咳嗽较减，痰黄而稠，舌苔白腻尖绛，左脉细濡，右弦滑，杳不思纳。再以轻宣化痰，兼顾胃气。

款冬花三钱（布包）牛蒡子一钱　嫩白前一钱　鲜枇杷叶三钱　黛蛤散四钱　香砂枳术丸五钱（三味同布包）鲜苇茎一钱（去节）川贝母二钱（去心）大红枣十枚　甜葶苈一钱（焙）姜竹茹三钱　苦杏仁三钱（去皮尖）净连翘三钱　忍冬藤五钱　新会皮钱五　桑白皮三钱　生熟麦谷芽各三钱　犀黄丸一钱（匀两次药送下）

八诊　八月二十一日

咳嗽减而臭痰渐少，胃纳已开，舌苔渐化，左脉已平，右脉细弦滑数。病已渐入佳境，拟再以前法加味。

款冬花三钱（布包）嫩白前一钱　生紫菀一钱　川贝母二钱（去心）牛蒡子七分　鲜苇茎一两（去节）炙百部三钱　桑白皮三钱　甜葶苈一钱（焙）鲜枇杷叶三钱　香砂枳术丸五钱（二味同布包）苦杏仁三钱（去皮尖）全瓜蒌五钱（苏子霜钱五同打）连翘三钱　忍冬藤五钱　冬瓜子一两　犀黄丸一钱（匀两次药送下）

九诊　八月二十三日

咳嗽晨起为甚，臭痰渐少，舌苔垢厚，两脉细弦滑数。昨日停药大便未通，拟再以《千金》《金匮》两法加味。

款冬花三钱（布包）　嫩白前一钱　生紫菀一钱　牛蒡子一钱　桑白皮三钱　炙百部三钱　川贝母二钱　鲜苇茎一两　甜葶苈一钱　大红枣十枚　全瓜蒌五钱　制乳没钱五　连翘三钱　赤苓四钱　建泻三钱　忍冬藤五钱　苏子霜钱五　冬瓜子一两　苦杏仁三钱（去皮尖）　犀黄丸一钱（匀两次药送下）

十诊　八月二十四日

昨宵咳嗽较重，痰黄厚，其味如粉香，两脉细弦而滑，右部更甚。肺痈层层蕴伏，拟再以昨法加味。

款冬花三两（布包）　牛蒡子一钱　生紫菀一钱　鲜枇杷叶三钱　黛蛤散三钱（二味同布包）全瓜蒌五钱（苏子霜钱五同打）　甜葶苈一钱（焙）　大红枣七枚　制乳没三钱　冬瓜子一两　苦杏仁三钱（去皮尖）　姜竹茹三钱　当归须三钱　连翘三钱　忍冬藤一钱　鲜苇茎一两　象贝母四钱（去心）　犀黄丸一钱（匀两次药送下）

十一诊　八月二十六日

咳嗽又重，痰味甚臭，大便溏泄两次，其状如沫，两脉细弦而弱。拟再以前法加减。

款冬花三钱（布包）　桑白皮三钱（水炙）　牛蒡子一钱　生紫菀一钱　川贝母三钱（去心）　甜葶苈一钱（焙）　鲜枇杷叶三钱　黛蛤散五钱（二味同布包）陈香橼一钱　大红枣十枚　制乳没钱五　连皮苓四钱　当归须三钱　保和丸五钱（布包）　鲜苇茎一两（去心）　犀黄丸一钱（匀两次药送下）

十二诊　八月二十七日

大便泄泻，左脉细弦而弱，右脉弦滑，咳嗽渐减，臭味不止。拟再以前法加味，兼顾其中。

款冬花三钱　香砂枳术丸五钱（二味同包）桑白皮三钱　牛蒡子一钱　甜葶苈一钱（焙）川贝母二钱（去心）鲜枇杷叶三钱（布包）冬瓜皮五钱　香橼皮钱五　鲜苇茎一两（去节）连皮苓四钱　鲜荷叶三钱（去蒂）焦麦芽四钱　大红枣十枚　犀黄丸二钱（匀两次药送下）

十三诊　八月二十八日

大便已调，咳嗽减而不止，痰中尚有臭味，两脉细弦而滑，按之尚匀。病已见效，再以《金匮》法加减。

款冬花三钱　香砂枳术丸五钱（二味同布包）桑白皮三钱　牛蒡子一钱　生紫菀一钱　川贝母三钱（去心）葶苈子一钱（焙）鲜苇茎一两（去节）连皮苓四钱　鲜荷梗尺许　香橼皮钱五　焦麦芽四钱　冬瓜皮四钱　大红枣十枚　犀黄丸一钱（匀两次药送下）

十四诊　八月三十日

泄泻已止，痰中已见粉色，臭味渐净，咳嗽阵作，两脉弦滑，右寸关微数。再以《千金》《金匮》法同治。

款冬花三钱　香砂枳术丸五钱（二味同布包）桑白皮三钱　生紫菀一钱　苦杏仁三钱（去皮尖）牛蒡子一钱　甜葶苈一钱（焙）鲜苇茎一两（去节）酒制陈皮钱五　鲜荷叶三钱　橘子络钱五　川贝母二钱（去心）

生熟麦芽四钱　丝瓜络三钱　犀黄丸一钱（匀两次药送下）

十五诊　九月二日

昨日咳痰见血，其色先瘀后鲜，盈口而多，咳嗽减而咳血亦止，左脉细弦滑，右脉弦滑而数。肺痈有渐痊愈之象，拟以甘润和中，化痰祛瘀。

款冬花三钱　香砂枳术丸五钱（二味同布包）桑白皮三钱　生紫菀一钱　鲜茅根一两（去心节）鲜苇茎一两（去节）生海石四钱（先煎）甜葶苈一钱（焙）大红枣十枚　法制半夏三钱（粉草钱五同炒）鲜荷叶三钱　生熟麦谷芽各三钱　川贝母二钱（去心）冬瓜子一两　犀黄丸一钱（匀两次药送下）

十六诊　九月四日

血未再见，咳嗽阵作，痰味渐止，两脉细弦而弱。再以清润和络，佐以消肿化痰之味。

款冬花三钱（布包）生紫菀一钱　桑白皮三钱　鲜苇茎一两（去节）梧桐泪三钱　制半夏三钱（粉草一钱同炒）大红枣十枚　苦杏仁三钱（去皮尖）牛蒡子一钱　鲜荷叶三钱　川贝母二钱（去心）冬瓜子一两　当归须三钱　甜葶苈一钱（焙）犀黄丸一钱（匀两次药送下）

十七诊　九月六日

咳嗽阵作，其痰有粉色时，即有臭味，舌苔垢白，两脉弦滑数。肺痈有渐愈之象，再以《金匮》《千金》两法为治。

款冬花三钱（布包）生紫菀一钱　桑白皮三钱　鲜金斛一两（先煎）苏子霜钱五　鲜芦根一两（去节）甜葶苈一钱（焙）大红枣十枚　梧桐泪三钱　法制半夏三钱　苦杏仁三钱（去皮尖）牛蒡子一钱　生海石四钱（先煎）黛蛤散五钱（布包）生熟麦谷芽各三钱　当归须三钱　犀黄丸一钱（匀两次药送下）

十八诊　九月九日

咳嗽昼轻夜重，晨起吐痰尚有臭味，舌苔白，两脉弦滑而缓。再以清润安络。

款冬花三钱（布包） 生紫菀一钱 桑白皮三钱 鲜金斛一两（苏子霜钱五同炒） 鲜芦根一两（去节） 甜葶苈一钱（焙） 鲜茅根一两 真新绛屑钱五 牛蒡子一钱 苦杏仁三钱（去皮尖） 制半夏三钱 当归须三钱 黛蛤散五钱（布包） 生海石五钱（先煎） 生熟麦谷芽各三钱 鲜梨皮一个 犀黄丸一钱（匀两次药送下）

按：肺痈指肺组织的化脓性病变，如肺脓肿、化脓性肺炎、肺坏疽等一类疾患，属内痈之一。其发病特点为发热，胸痛，咳唾脓痰，甚则带血，气味腥臭。其病位在肺，起因为风寒外乘，侵入肺中，不得发越，郁久化热；或风热外侵，积热不散，使肺气壅滞，肺脉瘀阻，而蕴酿成脓。这些是肺痈的外因。而卫气不固，腠理不密，或素有痰热壅肺，或嗜酒太过，恣食肥甘以致湿热内盛等，是使机体易于感受外邪及化脓成痈的内在因素。正如《张氏医通》所说："盖由感受风寒，未经发越，停留肺中，蕴发为热；或挟湿热痰涎垢腻，蒸淫肺窍，皆能致此。"

本例病起于外感，淹缠一月之久，外邪久郁，肺部热毒内结不散，血败肉腐而化为痈脓。症见右肺作痛，咳嗽吐血，咯黄稠痰，气味甚臭，或呈异味。苔见垢黄厚腻，脉见弦滑细数，均为湿热浊痰结滞。治宜清热解毒，理气祛痰，化瘀排脓。张仲景认为肺痈初期，风中于卫，病邪浅，尚能随呼气排出，不致深入内部；如病势持续发展，深入营血部位，此时患者正气已衰，风热随吸气深入肺部成痈，是为脏器受损的重证。汪氏治此参考《金匮》与《千金》法，用葶苈子性滑理气，味辛寒，能泻肺中痰水脓血；苇茎轻浮甘寒，清泄肺热；冬瓜子清肺化痰，排脓祛浊。并用紫菀、牛子、杏仁、冬花、前胡、白前、苏子辛散风邪，宣肺祛痰，苦降下气，止咳平喘；百部、竹茹、贝母、瓜蒌清热化痰，开郁散结，瓜蒌兼能润肠通便，导痰浊下行。茅根泻火降逆，凉血止血，善治肺热痰血；忍冬藤清热解毒，通络止痛，多用于痈肿疮毒；连翘消痈散结，透表达邪；青黛清泻肝火，解毒散肿；海蛤、海石咸寒清肺，软坚散结，化顽痰稠粘。因本病胸肺气营两病，热伤血脉，故兼用乳香、没药、梧桐泪消肿生肌，活血止痛，助疮疡收敛；荷叶、荷茎升阳止血，收敛解毒；橘子络、归须、新绛通络化痰，顺气和血。邪热熏灼日久，气阴受损，故又用谷麦芽、莱菔子、茯苓、香橼、保和丸、香砂枳术丸等健脾开胃，行气化痰；红枣、甘草补中益气，缓和药性，使之泻肺而不伤脾，保全母气，以为肺叶复生之根基。泽泻、通草利水渗湿；石斛、梨皮养胃生津，清心润肺。此外，从始至终用犀黄丸解毒消痈，化痰散结，活血通瘀，在治疗过程中起着重要作用。

关于肺痈，古书曾有“脓成则死”的记载。而本例经过汪氏十八次悉心诊治，得以基本痊愈。使我们看到中医在治疗重要脏器重大疾病方面的确切疗效。如此完整的诊治实录，亦属罕见，足以启迪心法。肺痈病情容易反复，前人有云：“肺痈溃后，脓痰渐稀，气息渐减，忽然臭痰复甚，此余毒未尽，内气复发，必然之理，不可归咎于调理服食失宜也。但虽屡发而势渐痊可，可许收功”(《张氏医通·肺痈》)。本案亦体现了这一特点。

（刘晖桢）

诊余漫话

丸散膏方底簿

《丸散膏方底簿》是汪逢春先生指导弟子于临床拟定丸、散、膏方的底稿。今存此本，粗有光纸，毛笔抄写，白线装订，封口书："丸散膏方底簿"六字，竖写。其右方两行，依次为"一、己丑年度"，"四、戊子年度"。从内容看，此稿是戊子年（1948年）同类方的第四部分和己丑年（1949年）的第一部分。

据张绍重介绍，汪先生每天清晨五时即起床，亲笔书写前一天日记及所诊疑难病情况，数十年如一日，积稿近百册。先生逝世后，门人天各一方，无暇整理，尘封于"泊庐"家中即长子汪绍楹处，文革中尽遭焚毁。而一尺多厚的临证底簿，缘由弟子岳龙璞拿去，准备加以整理，亦在文革中被毁。此本因早由汪先生授予绍重而幸存。

此底本起自戊子年第251号方，253号为推荐行医证明，从254号起为己丑年第1号，序号两相对应，至第6号起，不再对应，直至己丑年第80号方，当中间有重号。计开丸方74，行医和诊断证明4，散方3，汤方1，膏方5。每方前有序号，患者姓氏称谓，制剂名称，地址等，少数有电话号码；方后有时间记载，依年度和节气而书。如251号，杨太太，丸方，大川淀；戊子大寒前二日拟定。

此稿抄写者为刘明言、岳龙璞，二人笔迹不一，交替抄写，明显可以区别。岳龙璞系清末四川总督锡良（清弼）之孙，父斌循，字孟博；刘明言是北京复泰堂参茸庄东家刘镜秋之子。斌循、刘镜秋与汪先生为莫逆之交。

汪先生指导弟子十分认真，几乎每方中都有先生批改笔迹。可惜由于是处方底稿，绝大部分没有脉证记录。虽然汪氏在批改中指出应加写脉证，但只有一二方中体现出来。估计当时另有正式脉案在，因患者众多，时间仓促，实在无暇重复。因此今天只能以药测症。戊子年一年共253号，平均每天不到一方，较之每日六七十人，至百余人的门诊量来说，比例不大。多半是服汤药一个时期后，病情明显减轻或向愈，或因故不能继服汤药而改用丸、散、膏方以巩固疗效，缓图治本。

此稿是汪逢春晚年医术达到炉火纯青境界时的体现。从中可以看出，汪氏治病法度严谨，有一定之规，而用药十分考究，几乎每味药都注明炮制加工要求，并有许多特殊用法。在当前有关汪氏可供研究的资料十分匮乏的情况下，此书稿对探讨其学术思想和用药特色不无裨益。特细予辨认整理，标点全文以飨识者。原稿中数味药同用某药炒，系以弧形线连接。点校时不再用弧线，而在圆括号中注明某几味药同用某药炒。

丸散膏方底簿

四、戊子年度

251. 杨太太　丸方　大川淀

依本年度第133号丸方改拟。

潞党参两（枳壳两白米五钱炒）　上白术两（土炒）　云茯苓两（土炒）　法半夏五钱（粉草五钱炒）　杭白芍两（青皮五钱炒）　全当归两（秦艽五钱炒）　银柴胡五钱（水炙）　何首乌两（连藤）　肥玉竹两（盐水炒）　枯黄芩五钱（炒焦）　广木香梗五钱（煨）　姜竹茹两（炒透）　制厚朴两　淡吴萸五钱　焦远志五钱　浮小麦两（四味同用川连五钱炒）　五味槟榔十五枚（杵）　玫瑰花五钱（去蒂）　焦苡米二两　真郁金五钱　四制香附两（延胡索五钱炒）　新会皮两（佛手片五钱炒）　稻芽二两（生熟麦谷芽各两炒）　鸡内金二两（香砂仁五钱炒）

上药选配道地，如法炮制。加白蔻仁五钱，淡干姜三钱，食盐三钱，共研细为末。以大红枣三十枚，老藕半斤（连节），干荷叶三大片（去蒂），北秫米四两，范志曲四两煎浓汤，并用天坛益母膏八两和匀，法丸如小梧桐子大。每日空心及早饭后二小时各服三钱，开水送下。如遇感冒暂停。

戊子大寒节前一日拟定。

252. 张先生　丸方　合盛永　3–5572

潞党参两（枳壳两白米两炒）　南沙参两（米炒）　绵黄芪皮二两（汉防己两炒）　云茯苓两（连皮土炒）　泔苍术两（焦川柏皮两炒）　法半夏五钱（生草梢五钱炒）　全

当归二两（秦艽两炒） 肥玉竹两（盐水炒）） 大豆黄卷两（桂枝五钱同炒） 威灵仙两（甘松节两炒）） 宣木瓜两（酒炒） 怀牛膝两（盐水炒） 花槟榔两（海桐皮两炒） 海风藤两（络石藤两炒） 片姜黄两 金狗脊两（去净毛） 川续断两（盐水炒） 制厚朴两 淡附片两 焦远志两（三味川连五钱炒） 绿茵陈五钱 薏苡米两（生熟各半） 鸡内金二两（香砂仁五钱炒） 香稻芽二两 生熟麦谷芽各两炒

上药选配道地，如法炮制，共研细为末。以大红枣五十枚，干荷叶三大张，方通草二两，盘龙草四两，丝瓜络二两，老鹳草二两，陈廪米四两，范志曲四两煎浓汤，法丸如小梧桐子大。每日空心服四钱，开水送下。如遇感冒暂停，药后二小时内不可饮茶。

戊子大寒节日拟定。

253. 李先生 证明书

李兆年字浚卿，福建人。永吉世系，年高望重，学优而仕，由仕而医。法宗长沙，潜研灵素，旅平有年，为吾道同人所钦企。此次目睹时艰，以割股之心，行救度众生之志，特为证明。 中华民国三十八年一月 日

一、己丑年度

1（254）. 刘先生 丸方 南官园

生西洋参五钱（连皮米炒） 潞党参二两（米炒） 空沙参两（紫丹参五钱炒） 上白术二两（土炒） 绵黄芪四两（蜜炙） 云茯苓两（土炒） 法半夏五钱（粉草三钱炒） 天麦门冬各五钱（去心米炒） 熟地黄五钱（香砂仁一钱同炒） 焦远志两 浮小麦五钱（二味川连三钱炒） 全当归二两（炒） 杭白芍二两（真枷楠三分同酒拌炒） 怀山药两（土

炒） 五味子三钱（焙） 酸枣仁五钱（柏子仁五钱炒） 小枳壳五钱（苦梗三钱同炒） 广木香三钱 （用梗） 厚杜仲两（川续断两炒） 金狗脊两（去毛） 香稻芽二两（陈麦谷芽各二两炒） 建泻片五钱（盐水炒）

上药选配道地，如法炮制。加琥珀末一钱，真辰砂五分同研细末。以旋覆花二两，北秫米四两，大红枣三十枚，干荷叶两同煎汤拌匀晾干，再研细末，以炼蜜为丸如小梧桐子大。每日空心临睡各服三钱，淡盐水送下。如遇感冒暂停。

已丑立春前拟定。

2（255）. 杨先生　丸方　炭儿胡同

上白术两（土炒） 云茯苓两（土炒） 法半夏五钱（粉草三钱炒） 生紫菀五钱（水炙）） 嫩白前五钱（水炙） 川贝母两（去心） 家苏子五钱（炒研） 苦杏仁两（去皮尖） 净连翘五钱（朱拌）） 焦远志两　广木香三钱　浮小麦两（三味同川连二钱炒） 老枇杷叶两（去毛研） 黛蛤散两（同研） 小枳壳五钱（苦梗三钱炒） 香稻芽两（炒） 生麦谷芽各两（炒） 焦薏米两（炒） 橘子络五钱（研） 建泻片两（盐水炒）

上药选配道地，如法炮制。加蛇胆陈皮三分，真琥珀末七分，真辰砂三分同研细末。以鲜金斛二两，鲜芦茅根各四两（去心节），北秫米四两，干荷叶两，大红枣三十枚同煎汤，加鲜竹沥二两，生姜汁少许，拌匀晾干。再研细末，以炼蜜为丸如小梧桐子大。每日早点后服三钱，每晚临睡服三钱，开水送下。如遇感冒暂停。

已丑立春前拟定。

3（256）. 邸老太太　丸方　西中街

潞党参两（米炒） 上白术两（肥知母五钱炒） 云茯苓

两（土炒朱拌） 法半夏五钱（炙甘草五钱炒） 杭白芍两（枳壳两炒） 全当归二两（赤小豆两炒） 银柴胡两（鳖血拌炒） 首乌藤两 明天麻两（三角胡麻两炒）黑芝麻两（桑叶五钱炒） 料豆衣两（盐水炒） 枯黄芩五钱（炒焦）全瓜蒌两（佛手片五钱炒） 制厚朴两 淡吴萸两（二味川连五钱炒） 地榆炭两 荷叶炭两（藕节炭两炒） 金狗脊两（去毛） 厚杜仲两（川续断两炒） 四制香附两（杵） 新会皮两 焦苡米二两 鸡内金二两（香砂仁五钱炒） 香稻芽二两（生熟麦谷芽各两炒）

上药选配道地，如法炮制。加脏连丸两，槐角丸两，白蔻仁三钱，食盐三钱共研细为末。以旋覆花两，干荷叶二大张（去蒂）煎浓汤，以鲜藕一斤打汁，和丸如小梧桐子大。每日空心临睡各服四钱，开水送下。如遇感冒暂停。

已丑立春后一日拟定。

4(257). 陈先生 丸方 司法部街

潞党参两（枳壳两白米两炒） 南沙参两（米炒） 上白术两（连皮土炒） 云茯苓两（土炒朱拌） 法半夏五钱（粉草五钱炒） 肥玉竹两（盐水炒） 全当归两（秦艽三钱炒） 何首乌两（料豆衣两炒） 香青蒿五钱（粉丹皮五钱炒） 真珠母两（朱拌） 鲜菖蒲两（九节者佳） 鲜煨姜五钱（连皮）

焦远志两 淮小麦两 制厚朴两（三味同川连五钱炒）金狗脊两（去毛） 生牡蛎两（玉蝴蝶两炒） 真龙骨两（炙龟板两炒） 怀山药两（土炒） 胡桃肉四两（连紫衣） 姜竹茹两 新会皮两（佛手片五钱炒） 鸡内金二两（香砂仁五钱炒） 香稻芽二两（生熟麦谷芽各两炒）

上药选配道地，如法炮制。加真辰砂二钱，白蔻仁二钱，食盐三钱共研细为末。以北秫米四两，范志曲四两，大红枣三十枚，干荷叶三大张（去蒂），煎浓汤，法丸如小梧桐子大。每日空心临睡各服四钱，开水送下。感冒暂停。

己丑立春后三日拟定。

5（258）．佩文道长兄　丸方

潞党参二两（枳壳三钱白米两炒）绵黄芪二两（汉防己五钱炒） 上苍术两（黑芝麻三钱炒） 云茯苓两（连皮土炒） 法半夏两（粉草三钱炒） 明天麻两（三角胡麻五钱炒） 杭白芍两（炒） 全当归二两（秦艽三钱炒） 淡附片七钱　淡吴萸五钱　焦远志五钱（三味川连三钱同炒） 广木香三钱（用梗） 金狗脊二两（去毛） 厚杜仲两（川续断两炒） 肥玉竹两（盐水炒） 薏仁米两（炒焦） 香稻芽两（陈麦谷芽各二两炒） 鸡内金两（香砂仁三钱炒） 建泻片五钱（盐水炒）

上药选配道地，如法炮制。加六味地黄丸四两，上紫油肉桂三钱，秋石五分，同研细为末。以旋覆花二两，盘龙草四两，丝瓜络二两，嫩桑枝四两，大红枣三十枚，同煎汤拌匀晾干，再研细末以炼蜜为丸，如小梧桐子大。每日空心临睡各服三钱，淡盐水送下。如遇感冒暂停。

己丑雨水前拟定。

6．隆太太　丸方　公用库

南沙参两（米炒） 绵黄芪两（汉防己五钱炒） 杭白芍两（枳壳三钱炒） 全当归两（秦艽三钱炒） 银柴胡五钱（水炙） 上白术两（川柏皮五钱炒） 云茯苓两（连皮土炒） 法半夏两（盐水炒） 威灵仙两　甘松节两片　姜黄两　怀牛膝两（盐水炒） 厚杜仲两（川续断两炒）金狗脊两（去毛） 肥玉竹两（盐水炒） 香稻芽两（炒） 陈麦谷芽各

两（炒） 薏仁米两（炒焦） 苍耳子五钱 建泻片五钱（盐水炒）

上药选配道地，如法炮制。加健步虎潜丸四两，淡附片两，秋石二钱，共研细为末。以丝瓜络二两，嫩桑枝四两同煎汤拌匀晾干，再研细末，以炼蜜为丸，如小梧桐子大。每日空心服三钱，淡盐水送下。如遇感冒暂停。

己丑雨水前拟定。

7. 孙太太 丸方 五·四六九三 报房胡同十三号

以后行要排匀，照龙璞所拟格式为准。

空沙参两 上白术两（土炒） 云茯苓两（连皮土炒） 法半夏两（粉草三钱炒） 银柴胡五钱（水炙） 杭白芍三两（枳壳两炒） 当归二两（醋炒） 怀生地两（佛手二钱打） 清阿胶二两（蛤粉炒珠） 何首乌二两（连藤） 炙艾叶五钱（焦枯芩五钱炒） 怀山药两（土炒） 远志肉两 淮小麦七钱 酸枣仁七钱（三味同用川连三钱炒） 嫩白薇五钱（盐水炒） 厚杜仲二两（川续断两炒） 金狗脊两（去毛） 生香附两（七制者） 制女贞五钱（旱莲草五钱炒） 延胡索五钱（醋炒） 香稻芽二两（生熟麦谷芽各二两炒） 薏仁米两（炒焦） 建泻片五钱（盐水炒）

上药选配道地，如法炮制。加十灰散五两，真八宝墨三钱，胎产金丹十丸，共研细为末。以北秫米四两，大红枣三十枚，丝瓜络二两，嫩桑枝四两，干荷叶两大张（去蒂），共煎汤拌匀晾干，再研细末，以炼蜜为丸，如小梧桐子大（要小而匀，用滑石为衣更妙）。每日空心服四钱，淡盐水送下。如遇感冒暂停。

己丑雨水节日拟定。

8. 张太太　丸方　煤铺胡同

银柴胡五钱（水炙） 杭白芍两（青皮三钱炒） 全当归两（秦艽三钱炒） 云茯苓两（连皮土炒）上白术两（土炒） 法半夏两（粉草三钱炒）生紫菀五钱（水炙） 川贝母两（去心） 家苏子五钱（莱菔子五钱炒） 新会皮五钱（水炙） 制香附七钱（四制） 延胡索五钱（炒） 生熟赤芍各五钱（枳壳三钱炒） 制厚朴七钱 淡吴萸七钱 淡附片七钱（三味同用川连三钱炒）乌贼骨两（洗净）川萆薢两（盐水炒） 香稻芽两（炒） 陈麦谷芽各两（炒） 鸡内金两（香砂仁三钱炒） 台乌药五钱（炒） 薏仁米两（炒焦） 建泻片两（盐水炒） 鲜怀生地二两（墨姜三钱同打）

上药选配道地，如法炮制。加范志曲四两，酒军五钱，沉香屑三钱共研细为末。以旋覆花二两，丝瓜络二两，嫩桑枝四两共煎汤拌匀晾干，再研细末以炼蜜为丸，如小梧桐子大。每日空心临睡各服三钱，淡盐水送下。如遇感冒暂停。

己丑雨水日拟定。

9. 李先生　丸方　东车站

云茯苓两（连皮土炒）上白术两（土炒） 法半夏两（粉草三钱炒）新会皮五钱（水炙） 淡吴萸五钱 制厚朴五钱（二味同川连三钱炒） 苦杏仁五钱（去皮尖） 杭白芍两（枳壳三钱炒） 生香附七钱（四制者） 台乌药七钱（切片） 延胡索两（炒） 生熟赤芍各五钱（青皮二钱炒） 淡干姜五钱（连皮） 香橼皮五钱（陈者佳） 橘核五钱（荔枝核五钱炒） 小茴香五钱（炒） 五味槟榔两（杵） 鸡内金两（香砂仁三钱炒） 香稻芽两（陈麦谷芽各两炒） 薏苡米两（炒焦） 建泻片五钱（盐水炒） 全

当归两

上药选配道地，如法炮制。加逍遥丸四两，沉香屑五钱，青黛两，真麝香五分，共研细为末。以旋覆花二两，丝瓜络二两，嫩桑枝四两，大红枣三十枚，同煎汤拌匀，法丸如小梧桐子大。每日空心服五钱，淡盐水送下。如遇感冒暂停。

己丑雨水节日拟定。

10. 夏少爷　散方　多福巷

上白术两　料豆衣两（扁豆衣两炒）云茯苓两（连皮）花槟榔两（使君子两炒）焦三仙二两　苡米五钱　鸡金二两（香砂仁五钱炒）香稻芽二两（生熟谷芽各两炒）

上药选配道地，如法炮制。加香砂枳术丸二两，共研细为末，每一钱为一包。每日早晚饭后二小时各服一包，开水送下，白砂糖汤送下。

己丑雨水节日拟定。

11. 张小姐　丸方　留学路

上白术两（连皮土炒）　云茯苓两（土炒，真辰砂三钱拌打）　法半夏五钱（粉草五钱炒）　全瓜蒌两（薤白头两炒）　嫩白前五钱（生紫菀五钱炒）　桑白皮两（水炙）　真川贝两（去心）　梧桐泪两　苦杏仁两（去皮尖）生海石两（研细）　制厚朴两（酒川连五钱炒）　新会皮两（水炒）玫瑰花三钱（去蒂）　淡竹茹两（姜汁炒）　鲜芦根二两（去节）　鸡内金二两（香砂仁五钱炒）　香稻芽二两（生熟麦谷芽各两炒）　家苏子五钱（莱菔子两同研）

上药选配道地，如法炮制。加黛蛤散二两，香砂枳术丸二两，共研细为末。以大红枣四十枚，范志曲四两，干荷叶二大张（去蒂），北秫米四两，煎浓汤，加生甜梨膏一斤，拌匀，法丸如小梧桐子大。每日空心临睡各服三钱，开水送下。如遇感冒暂停。

己丑雨水节日拟定。

12. 张先生　丸方　大觉胡同

全瓜蒌两（薤白头两炒）焦苍术两（肥知母五钱炒）云茯苓两（土炒，真辰砂三钱拌打）法半夏五钱（粉草五钱炒）全当归两（秦艽两炒）鲜煨姜五钱（鲜苇茎二两炒）制厚朴两　淡吴萸五钱（二味同川连五钱炒）麸枳壳两（苦梗五钱炒）真新绛五钱　姜竹茹两（佛手片三钱炒）新会皮两（香橼皮五钱炒）四制香附两（玄胡索五钱炒）生熟赤芍五钱（青皮五钱炒）家苏子两　焦苡米二两　鸡内金二两（香砂仁五钱炒）焦楂炭两　香稻芽二两（生熟麦谷芽各两炒）

上药选配地道，如法炮制。加白蔻仁三钱，新鲜紫河车两，霞天曲两，食盐三钱，共研细为末。以旋覆花两，沉香曲两，大红枣四十枚，干荷叶三大张（去蒂），方通草两，北秫米四两，丝瓜络二两，煎浓汤，法丸如小梧桐子大。每日早晚饭后二小时各服三钱，开水送下。感冒暂停。

己丑雨水节日拟定。

13. 曹先生　丸方　北孝顺胡同

上白术两（土炒）云茯苓两（土炒）炙黑甘草两　杭白芍两（枳壳两炒）全当归两（秦艽两炒）银柴胡五钱（水炙）姜竹茹两　炮姜炭五钱　四制香附两（延胡索五钱醋炒透）制厚朴两　淡吴萸两　淡附片七钱（三味同川连五钱炒）老苏梗五钱（香橼皮五钱炒）枯黄芩五钱（炒焦）橘子核五钱（荔枝核五钱炒）生熟赤芍两（青皮五钱

炒） 北秦皮两（盐水炒） 鸡内金二两（香砂仁五钱炒） 焦楂炭两　香稻芽二两（生熟麦谷芽各两炒） 诃子肉两　肉豆蔻五钱

上药选配道地，如法炮制。加上上紫油肉桂三钱，淡干姜五钱，上上小川连三钱，沉香屑三钱，广木香梗五钱，食盐三钱，共研细为末。以大红枣三十枚，北秫米四两，范志曲四两，伏龙肝二两，煎浓汤，法丸如小梧桐子大。每日空心服四钱，开水送下。

己丑雨水后二日拟定。

14. 幼博　丸方

应先服汤剂二三服，试探有无反应，然后再服丸药，病情复杂，内虚外尽，不可造次也。慎之慎之。

血压素高，胃肠消化机能疲弱，曾服消炎之剂，少腹引腰时痛，夜寐不安，遗泄时作，大便非导不下。

潞党参两（枳壳两白米两炒） 绵黄芪皮两（汉防己两同打） 泔浸苍术两（黑芝麻两炒） 云茯苓两（土炒真辰砂三钱拌） 法半夏五钱（炙甘草两炒） 全当归两（酒炒秦艽五钱炒） 肥玉竹两（盐水炒） 明天麻两（三角胡麻两炒） 料豆衣两（台乌药五钱炒） 何首乌两（威灵仙五钱炒） 香青蒿五钱（粉丹皮三钱炒） 真珠母两　厚杜仲两（川续断两炒） 制厚朴两　淡吴萸五钱　焦远志两（三味同川连五钱炒） 酸枣仁五钱（炒黑） 全瓜蒌二两（大麻仁两炒） 胡桃肉六两（连紫衣） 金狗脊两（去毛） 怀山药两（土炒） 五味槟榔二十枚（杵） 生熟赤芍五钱 （青皮三钱炒） 四制香附两（玄胡索两炒） 香稻芽二两（生熟麦谷芽各两） 鸡内金二两（香砂仁五钱炒）

上药选配道地，如法炮制。加逍遥丸二两，孔圣枕中丹六两，白蔻仁五钱，酒军两共研细为末。以大小蓟各二两，干荷叶三大张，北秫米四两，丝瓜络二两（桑枝两），煎浓汤拌匀晾干，再研细末，炼蜜为丸如小梧桐子大。每日空心临睡各服四钱，开水送下。如遇感冒暂停。

己丑雨水后拟定。

15. 李迪青先生　丸方　护国寺

潞党参两（白米三钱炒） 空沙参两（米炒） 绵黄芪两（蜜炙） 上白术二两（土炒） 云茯苓两（连皮土炒） 法半夏两（粉草三钱炒） 何首乌二两（连藤） 全当归两（秦艽三钱炒） 杭白芍两（枳壳三钱炒） 苍龙骨两（炙酥） 远志肉两（川连二钱炒） 石菖蒲两（九节者佳） 败龟板两（炙酥） 料豆衣两　蚕蛹七对（研） 厚杜仲两（川续断两炒） 玉蝴蝶两（盐水炒） 金狗脊两（去毛） 肥玉竹两（盐水炒） 鸡内金两（香砂仁三钱炒） 香稻芽二两（炒） 陈麦谷芽各两（炒） 薏仁米两（炒焦） 建泻片两（盐水炒）

上药选配道地，如法炮制。共研细为末。以北秫米四两，大红枣三十枚，丝瓜络二两，桑寄生四两，共煎浓汤，法丸如小梧桐子大。每日空心临睡各服三钱，淡盐水送下，如遇感冒暂停。

己丑雨水后拟定。

再拟方时排行略松，宜于病症具陈意见。病有轻重，方有大小缓急，幸勿轻忽视事，属于本身有切己之责。况明言已问世，必须酌古准今，细心斟要而行，庶可日臻上乘。万勿蹈建昌少章之辙也。

16. 单太太　丸方　粉房琉璃街

潞党参两（枳壳两白米两炒） 上白术两（焦川柏皮五

钱炒） 云茯苓两（土炒） 粉甘草两（炙黑） 鲜怀生地两（黑姜五钱打） 杭白芍两（青皮五钱炒） 全当归两（秦艽五钱醋炒） 银柴胡五钱（鳖血拌炒） 首乌藤两（连皮）枯黄芩五钱（炒焦） 四制香附两（醋炒透） 制厚朴五钱（川连三钱炒） 玄胡索五钱（盐水炒） 厚杜仲两（盐水炒）陈棕炭两（血余炭两炒） 乌贼骨两（川萆薢两炒） 焦苡米二两 鸡内金二两（香砂仁五钱同炒） 香稻芽二两（生熟麦谷芽各两炒）

上药选配道地，如法炮制。加十灰散二两，共研细为末。以大红枣三十枚，霞天曲四两，北秫米四两，桑寄生两，丝瓜络两煎汤，以天坛益母膏二两，清阿胶二两和匀，法丸如小梧桐子大。每日空心服四钱，盐开水送下。如遇感冒暂停。

己丑雨水后四日拟定。

另每隔二日，服玉液金丹一丸，空心淡盐水送下。

17. 张先生 丸方 前门大街

银柴胡五钱（鳖血拌炒） 香青蒿五钱（地骨皮五钱炒） 上白术两（土炒） 云茯苓两（土炒） 生紫菀五钱（水炙，枯黄芩五钱炒） 川贝母两（去心） 家苏子五钱（白芥子三钱炒） 莱菔子五钱（炒研） 全当归两（连须去芦） 全瓜蒌两（薤白头两打） 法半夏两（粉草三钱炒） 小枳壳五钱（苦梗三钱炒） 制厚朴五钱（川连三钱炒） 苦杏仁两（去皮尖） 老枇杷叶两（去毛） 黛蛤散两（研） 净连翘五钱（朱拌） 橘子叶三钱（研炒） 青葱须五钱（酒洗净） 广木香五钱（香砂仁三钱炒） 香稻芽两（炒） 新绛屑两（真者） 陈麦谷芽各两（炒） 薏苡米两（炒） 建泻片两（盐水炒） 炙鳖甲两 空沙参两（米炒） 焦枯

苓五钱

上药选配道地，如法炮制。加真麝香五分，沉香屑三钱，真琥珀末五钱，共研细为末。以旋覆花二两，鲜芦茅根各四两，鲜藕四两（连节）同打汁煎汤，加生甜梨膏，法丸如小梧桐子大。每日早晚各服三钱，开水送下。如遇感冒暂停。

己丑雨水后拟定。

18. 王先生

生西洋参七钱（连皮另研法丸和入） 空沙参两（米炒） 京元参五钱（盐水炒） 上白术两（土炒） 何首乌两（连藤） 云茯苓两（连皮土炒） 法半夏两（粉草三钱炒） 怀生地两（打） 净连翘五钱（朱拌） 川贝母两（去心） 家苏子五钱（研） 杭白芍两（枳壳三钱炒） 全当归两（连须去芦） 苋麦冬两（去心米炒） 合欢皮两（研） 五味子三钱（焙） 远志肉两 浮小麦两（二味同川连二钱炒） 酸枣仁两（炙黑） 生牡蛎两（龙齿五钱打） 新会皮五钱（水炙） 广木香三钱 香稻芽两（炒） 建泻片五钱（盐水炒）

上药选配道地，如法炮制。加琥珀末三钱，真珠粉二钱，真辰砂一钱，共研细为末。以北秫米四两（布包），大红枣三十枚，干荷叶二两（连梗），共煎汤拌匀晾干，再研细为末，以炼蜜为丸，如小梧桐子大。每日空心临睡各服三钱，开水送下。如遇感冒暂停。

19. 常先生 丸方 鼓楼

潞党参两（白米三钱炒） 南沙参两（米炒） 上白术两（土炒） 云茯苓两（土炒） 法半夏两（粉草三钱炒） 银柴胡五钱（鳖血拌炒） 杭白芍两（枳壳二钱炒） 全当归两

（秦艽三钱炒） 香青蒿五钱（地骨皮两炒） 炙鳖甲两（炙透） 新会皮五钱（炙） 厚杜仲两（川续断两炒） 金狗脊两（去毛） 生牡蛎两（龙齿两同打） 橘核两（荔枝核两炒） 补骨脂两（盐水炒） 肥玉竹两（盐水炒） 金铃子五钱（盐水炒） 香稻芽两（炒） 陈麦谷芽各两（炒） 薏仁米两（炒焦） 建泻片五钱（盐水炒）

上药选配道地，如法炮制。共研细为末。以孔圣枕中丹二两，丝瓜络二两，嫩桑枝四两，大红枣三十枚，同煎浓汤拌匀晾干，再研细末，以炼蜜为丸，如小梧桐子大。每日空心服四钱，淡盐水送下。如遇感冒暂停。

20. 邱太太　开七岁　丸方　东夹道

潞党参两（白米三钱炒） 上白术两（土炒） 云茯苓两（连皮土炒） 法半夏五钱（粉草三钱炒） 新会皮五钱（水炙） 怀生地两（黑姜二钱打） 银柴胡五钱（鳖血拌炒） 杭白芍两（枳壳三钱炒） 全当归两（连须醋炒） 紫苏叶五钱（连梗） 炙艾叶五钱（炙透） 橘子叶五钱（连络各半） 净连翘五钱（朱拌） 川贝母两（去心） 夏枯草五钱（蒲公英五钱炒） 枯黄芩五钱（炒焦） 乌贼骨两（洗净） 川萆薢五钱（白薇五钱炒） 银杏肉三十枚（去核） 厚杜仲两（川续断两炒） 十灰散两（研） 金狗脊两（去毛） 生香附七钱（七制者） 广木香三钱（香砂仁三钱炒） 香稻芽两（炒） 生海石两（研） 陈麦谷芽各两（炒） 薏仁米两（炒焦） 建泻片五钱（盐水炒）

上药选配道地，如法炮制。加真八宝墨五钱，鹿角霜五钱，秋石一钱，共研细为末。以干荷叶两大张（去蒂），丝瓜络二两，嫩桑枝四两共煎汤，加清阿胶二两，烊化和入，搅匀晾干，再研细末，以炼蜜为丸，如小梧桐子大。每日空心服四钱，淡盐水送下。如遇感冒暂停。

谨按：邱氏之病起因漏产，血去过多，气营大亏，兼有气滞，左乳有坚硬之核，按之作痛，师用补血和肝之味，颇见功效。谨遵前议，拟丸方以图来复。

21. 徐少爷　散方　电信局

云茯苓两（土炒）　上白术两（土炒）　新会皮五钱　（水炙）　生熟稻芽两　鸡内金两（水炙）　香砂壳三钱　（连仁）　焦三仙两（炒）　薏仁米两（炒焦）　生熟谷芽两

上药选配道地，如法炮制。共研极细末，每七分为一包。每日早晚饭后两小时服一包，加白砂糖少许，开水冲服。如遇感冒暂停。

谨按：徐童系病后虚弱，消化不良。嘱拟散方徐图调理。

22. 牛太太　丸方　西河沿

明天麻五钱（三角胡麻五钱炒）　黑芝麻五钱（桑叶五钱炒）　苦丁茶五钱（甘菊五钱炒）　白蒺藜五钱（去刺）　银柴胡三钱（水炙）　焦枯芩五钱（粉丹皮五钱炒）　全当归两（秦艽三钱炒）　威灵仙五钱炒（研）　海藻两（昆布两炒）　怀牛膝两（盐水炒）　大小蓟各五钱　陈胆星两（全蝎三钱炒）　真珠母二两（代赭石两打）　海风藤两（络石藤五钱炒）　干地龙五钱（研）　薏仁米两（炒）　焦川柏皮五钱（炒）　肥知母两（盐水炒）　龙胆草两（研）　建泻片五钱（盐水炒）

上药选配道地，如法炮制。加磁朱丸二两，真麝香五分，真辰砂一钱半，共研细为末。以旋覆花二两，丝瓜络二两，嫩桑枝四两煎汤，同鲜怀生地四两打汁和匀、法丸如小梧桐子大。每日空心临睡各服三钱，淡盐水送下。如遇感冒暂停。

己丑惊蛰日拟定。

23. 二少爷　散方

生西洋参五分　真麝香五厘　真珠粉五厘　真辰砂五厘　青黛一分

以上五味共研细末，极细，以小胶管装。每日临睡服，以鲜梨一个，连皮去核切片，煎汤送下。

24. 王老太爷　汤方　白庙胡同

面浮，两手及两小腿浮肿，跌仆之后，腰腿沉重，转动不利，寐不安逸，两脉细弦而滑，按之无力，胃纳尚佳，小溲不禁。大年心气衰弱，消化失司，因而失于营养。拟先治心胃，防增喘逆。

绵黄芪皮五钱（汉防己三钱炒）焦白术三钱　肥玉竹三钱（盐水炒）

制厚朴一钱五分　焦远志一钱五分　浮小麦三钱（三味同川连一钱炒）

旋覆花二钱　肾气丸五钱　半夏曲四钱（布包）

新会皮一钱半　紫衣胡桃肉两　丝瓜络三钱

焦苡米三钱　鸡内金三钱（盐水炒）　朱茯神五钱　生海石五钱（先煎）海桐皮三钱　生西洋参五分

真辰砂七厘　白蔻仁二分（同研，小胶管装，两次水送下）。

25. 贾太太　膏方　灵境胡同

生西洋参两　绵黄芪皮四两（防己五钱炒）生甜冬术二两（土炒）云茯苓二两（土炒朱拌）仙露半夏两（炙黑甘草五钱炒）　大熟地二两（香砂仁三钱炒松）　杭白芍

二两（枳壳三钱炒） 清阿胶二两 龟板胶二两 鹿角胶二两（三味同收膏时烊入） 银柴胡五钱（鳖血拌炒） 何首乌二两（连藤） 炙艾叶五钱 制女贞五钱（旱莲草五钱炒） 料豆衣两（扁豆衣两炒） 沙蒺藜两（布包） 生香附七钱（七制者） 补骨脂两（盐水炒） 乌贼骨两（洗净） 淡附片两（盐水炒） 川萆薢两（嫩白薇两炒） 龙眼肉五钱（去核） 肥玉竹两（盐水炒） 厚杜仲二两（川续断两炒） 金狗脊两（去毛）香砂六君子丸二两 旋覆花两 沉香曲两（三味同包） 香稻芽四两（炒） 陈麦谷芽各四两（炒） 薏仁米两（炒焦） 建泻片两（盐水炒） 冬虫夏草两 大红枣三十枚（连核） 胡桃肉四两（焙） 广木香三钱（用梗） 生牡蛎四两（苍龙齿四两同打） 鸡内金二两（炒香）

上药选配道地，如法炮制。共入紫铜锅内，以武炭火浓煎至气味相透，加上上紫甜葡萄十斤，鸡子黄十枚，再煎一小时。滤净渣滓，以洁白冰糖十两，白蜂蜜一斤，徐徐收膏至滴水成珠为度，以玻璃瓶收贮，俟冷透加盖，毋露潮风。每日早晚各服一大调羹，开水冲服。如遇感冒暂停。

26. 黄太太　丸方　南长街

明天麻两（三角胡麻五钱炒） 黑芝麻两（桑叶五钱炒） 白蒺藜五钱（去刺） 银柴胡五钱（水炙） 云茯苓两（土炒） 上白术两（土炒） 法半夏五钱（粉草三钱炒） 杭白芍两（枳壳三钱炒） 全当归两（连须去芦，秦艽三钱炒）新会皮五钱（水炙） 全瓜蒌两（薤白头五钱炒） 枯子芩五钱（炒焦） 片姜黄五钱（连皮洗净） 威灵仙两（苍耳子五钱炒） 四制香附两（酒炒） 广木香五钱（用梗） 真珠母二两（杵煅） 知母五钱（盐水炒） 怀牛膝两（盐水炒） 薏仁米两（生熟各半） 姜炒竹茹两（切断） 苦丁茶两（甘菊两炒） 厚杜仲两（川续断两炒） 建泻片五钱（盐水炒） 生熟麦谷芽各两 香稻芽两 鸡内金两（香砂仁三钱炒）

上药选配道地，如法炮制。加真琥珀末三钱，真辰砂一钱，食盐三钱，共研细为末。以旋覆花二两（布包），丝瓜络二两，桑枝四两，共煎汤拌匀，晾干再研细末，以炼蜜为丸，法丸如小梧桐子大。每日空心临睡前服三钱，开水送下。如遇感冒暂停。药后三四个小时内不可饮茶食肉。

己丑惊蛰后拟定。

27. 蒋女士 膏方 辟才五条

生西洋参五钱（米炒透另煎冲） 潞党参两（枳壳五钱白米五钱炒） 紫丹参五钱（盐水炒） 上白术两（土炒） 云茯苓二两（土炒，真辰砂三钱拌打） 法半夏五钱（粉草五钱炒） 银柴胡五钱（鳖血拌炒） 杭白芍二两（盐水炒） 全当归二两（秦艽五钱炒） 苋麦冬两（去心，米炒朱拌） 真川贝两（去心） 何首乌二两（连藤皮） 料豆衣两（扁豆衣两炒） 淡阿胶二两（收膏时烊入） 北五味五钱（煨） 广木香五钱（用梗煨） 焦远志两 淡吴萸五钱 浮小麦两 制厚朴两（四味同用川连五钱炒） 七制香附二两（杵） 厚杜仲两（川续断两炒） 乌贼骨两（洗净） 嫩白薇两（盐水炒） 川萆薢两（盐水炒） 银杏肉三十枚（去壳） 旋覆花两 北秫米四两 范志曲四两（三味同布包） 生熟苡米各二两 大红枣四十枚 鸡内金二两（香砂仁五钱炒） 香稻芽四两（炒） 生熟麦谷芽各二两 建泻两（盐水炒） 丝瓜络二两（嫩桑枝四两炒）

上药选配道地，如法炮制。加鲜梨开枚，连皮去核切片，入紫铜锅内，以武炭火浓煎至气味相透。滤净渣滓，加真琥珀末五钱，沉香屑二钱，食盐三钱搅匀和入，方中参汤以阿胶烊化和入。加冰糖四两，白蜂蜜六两搅匀，徐徐收膏，至滴水成珠为度。每日空心临睡各服一大调羹，开水冲服。如遇感冒暂停。

己丑惊蛰后拟定。

28. 陈先生　丸方　福州馆前街

家苏子五钱（白芥子五钱炒） 莱菔子两（炒研） 泔苍术两（炒黄） 云茯苓两（土炒朱拌） 制厚朴两　淡吴萸两（二味同川连五钱炒） 全瓜蒌二两（佛手片五钱炒） 鲜煨姜七钱（鲜苇茎二两） 苦杏仁两（去皮尖） 法半夏五钱（粉草三钱炒） 淡竹茹两（姜汁炒） 新会皮两（水炙） 五味槟榔二十枚（杵） 冬瓜子两（打） 薏苡米二两（生熟各半） 鸡内金二两（香砂仁五钱炒） 香稻芽二两（炒） 陈麦芽二两（生熟各半） 陈谷芽二两（生熟各半） 建泻两（盐水炒）

上药选配道地，如法炮制。加沉香屑三钱，真琥珀末五钱，食盐三钱，共研细为末。以旋覆花两，范志曲四两，北秫米四两，丝瓜络两，方通草五钱，煎浓汤，法丸如小梧桐子大。每日空心服三钱，开水送下。

另配菩提丸一料，各包，每日食前服一包。

己丑惊蛰后拟定。

29.（销）陈先生　丸方　王皮胡同

潞党参二两（枳壳五钱白米五钱炒） 上白术两（土炒） 云茯苓两（土炒辰砂三钱拌打） 法半夏五钱（粉草五钱炒） 全当归两（秦艽五钱炒） 肥玉竹两（盐水炒） 真川贝两（去心） 北五味五钱（焙） 焦远志两　北细辛

两　浮小麦两　制厚朴两（四味同用川连五钱炒）嫩白前五钱（生紫菀五钱炒）桑白皮两（炙百部两炒）甜葶苈五钱（焙）生海石两　全瓜蒌两（薤白头两炒）金牛草两　淡附片两（肥知母炒）玉蝴蝶两（去毛金狗脊两炒）五味槟榔二十枚（代赭石两炒）鲜煨姜七钱（火麻仁两打）姜竹茹两　冬瓜子两（家苏子五钱同打）鸡内金二两（香砂仁五钱炒）焦苡米二两　生熟麦谷芽各两　香稻芽二两

上药选配道地，如法炮制。加都气丸二两，真琥珀末五钱，戈制半夏五钱，生西洋参五钱，真麝香三分，沉香屑三钱共研细为末。以大红枣五十枚，干荷叶三大张，北秫米四两，丝瓜络二两，煎浓汤拌匀晾干，再研细末，加生甜梨膏半斤，以炼蜜为丸，如小梧桐子大。每空心临睡各服三钱，开水送下。如遇感冒暂停。

己丑惊蛰后拟定。

30. 陈先生　丸方　王皮胡同

熟干地黄（选大者）五钱　怀山药五钱（土炒）山茱萸三钱（盐水炒）云茯苓五钱（连皮土炒）

粉丹皮五钱　建泽泻五钱（盐水炒）法半夏三钱　炙甘草二钱（二味同打）新会皮三钱（水炙）肥知母三钱　川柏皮三钱　淡附片一钱（三味同盐水炒）香稻芽两（炒）陈麦谷芽各两（炒）鸡内金三钱（水炙）香砂仁二钱（连壳）

上药选配道地，如法炮制。加上上紫油肉桂二钱，共研细末。加入梨膏若干，同研极细末，以炼蜜为丸，如小梧桐子大。每日空心临睡各服三钱，淡盐水送下。

31. 常先生　丸方　观音寺

南沙参两（米炒）上白术两（土炒）云茯苓两（土炒）法半夏五钱（粉草三钱炒） 生紫菀五钱（水炙） 嫩白前五钱（桑白皮五钱炒） 川贝母两（去心）家苏子五钱（研）甜葶苈五钱（焙） 全当归五钱（秦艽三钱炒） 全瓜蒌两（薤白头五钱打） 甜杏仁五钱（去皮尖） 黛蛤散两（研）姜竹茹五钱　制厚朴五钱　北细辛二钱　淡附片两（三味同川连三钱炒） 新会皮五钱（水炙） 香稻芽两（炒） 陈麦谷芽各两（炒） 肥知母三钱（盐水炒）鸡内金两（香砂仁二钱炒） 焦川柏皮三钱　知母三钱（二味同盐水炒） 款冬花两（水炙） 新绛屑五钱（真正者） 薏仁米两（炒） 建泻片五钱（盐水炒）

上药选配地道，如法炮制。加都气丸二两，上紫油肉桂三钱，真琥珀末三钱，真麝香二分，真辰砂五分，广木香梗三钱，同研细为末。以旋覆花二两（布包），代赭石二两（先煎），大红枣三十枚，北秫米四两共煎，以生甜梨膏半斤，拌匀法丸如小梧桐子大。每日空心各服五钱，开水送下。如遇感冒暂停。

已丑春分节前拟定。

32. 万先生　丸方　校尉营

上白术两（土炒） 云茯苓两（土炒） 法半夏五钱 （粉草三钱炒） 新会皮五钱（水炙） 制厚朴五钱　淡吴萸五钱（二味同川连三钱炒） 葛花三钱　枳椇子五钱 （家苏子二钱炒） 广木香三钱（用梗） 香砂仁三钱 （连壳） 焦苍术五钱（肥知母三钱炒） 小枳壳五钱（苦梗二钱炒） 青竹茹五钱（姜汁炒） 鸡内金两（水炙） 白蔻仁三钱（连衣）五味槟榔十枚（杵） 香稻芽两（炒） 陈麦谷芽各两（炒）

薏仁米两（炒焦） 建泻片五钱（盐水炒） 绿茵陈五钱　火麻仁五钱（栝蒌仁五钱打） 酒制大黄五钱（研） 猪苓两（朱拌）

上药选配道地，如法炮制。共研细为末。以旋覆花二两（布包），范志曲四两，干荷叶二大张，大红枣三十枚，共煎汤法丸如小梧桐子大。每日早晚饭后两小时各服三钱，淡盐水送下。如遇感冒暂停。

33. 刘先生　丸方　布巷子

上白术两（土炒） 云茯苓两（土炒） 法半夏两（粉草三钱炒） 全瓜蒌两（薤白头五钱打） 生紫菀五钱（水炙）川贝母两（去心） 净连翘五钱（朱拌） 制厚朴五钱（川连三钱炒） 苦杏仁五钱（去皮尖） 小枳壳五钱（苦梗三钱炒） 广木香三钱（用梗） 当归须五钱（酒炒） 青竹茹五钱（姜汁炒） 新会皮五钱（水炙） 橘子络五钱（连叶）香稻芽两（麦谷芽各两炒） 鸡内金（香砂仁三钱炒） 薏仁米两（炒） 建泻片五钱（盐水炒） 黛蛤散两　逍遥丸四两

上药选配道地，如法炮制。加真琥珀末三钱，食盐三钱，共研细末。以老枇杷叶二两，干荷叶两，范志曲四两（布包），丝瓜络二两，嫩桑枝四两，鲜梨十斤（连皮去核切片），鲜苇茎四两（去节），同打汁，煎汤拌匀晾干，再研细末，以炼蜜为丸，如小梧桐子大。每日早晚饭后各服三钱，开水送下。如遇感冒暂停。

己丑春分前拟定。

34. 杨先生　丸方　师大

潞党参（枳壳三钱白米三钱炒） 上白术两（土炒） 绵黄芪两（防己五钱炒） 云茯苓两（土炒） 法半夏五钱

（粉草三钱炒） 香青蒿五钱（粉丹皮三钱炒） 净连翘五钱（朱拌） 杭白芍两（何首乌两炒） 全当归两（秦艽三钱炒）料豆衣两（黑者） 苍龙骨两 败龟板两（二味炙酥） 石菖蒲两（九节） 远志肉五钱（川连三钱炒） 厚杜仲两（续断两炒） 金狗脊两（去毛） 肥玉竹两（盐水炒） 玉蝴蝶两（盐水炒） 金樱子五钱（盐水炒） 怀山药两（土炒） 鸡内金两（香砂仁三钱炒） 香稻芽两（炒） 陈麦谷芽各两（炒） 薏苡米两 建泻片五钱（盐水炒） 淡附片三钱（盐水炒）

上药选配道地，如法炮制。加知柏八味丸二两，共研细为末。以北秫米四两（布包），大红枣三十枚，丝瓜络二两，桑寄生四两，共煎汤拌匀晾干，再研细末，以炼蜜为丸，如小梧桐子大。每日空心临睡各服三钱，淡盐水送下。如遇感冒暂停。

己丑春分前拟定。

35. 田先生 丸方 东南园

上白术两（土炒） 云茯苓两（土炒） 法半夏五钱 （粉草三钱炒） 当归身五钱（秦艽三钱炒） 真川贝两（去心） 嫩前胡五钱 生紫菀五钱 小枳壳两（苦梗五钱炒） 家苏子五钱（炒研） 冬瓜子两（打） 生海石两（杵） 姜竹茹两（炒透） 新会皮两 鸡内金二两（香砂仁五钱炒） 香稻芽二两（炒） 陈麦谷芽各两（生熟各半）

上药选配道地，如法炮制。加黛蛤散二两，香砂六君子丸两，共研细为末。以鲜芦根四两，干荷叶三大张，大红枣三十枚，北秫米四两，煎汤和匀，以生甜梨膏一斤，法丸如小梧桐子大。每日空心服三钱，开水送下。

己丑春分节前拟定。

36. 赵先生 丸方 东直门

老箭芪二两（连皮淡防己两炒） 云茯苓两（土炒，真辰砂三钱拌） 法半夏五钱（炒） 泔苍术两（黑芝麻两炒） 鲜怀生地二两（独活五钱炒） 杭白芍两（全蝎三钱同炒） 全当归二两（羌活三钱炒） 肥玉竹两（盐水炒） 明天麻两（三角胡麻两炒） 冬桑叶两（甘菊两炒） 焦远志两（川连三钱炒） 广木香钱半（用梗） 真珠母两 全瓜蒌二两（薤白头两炒） 生海石两 片姜黄两 何首乌两（料豆衣五钱炒） 四制香附两（杵） 威灵仙两（怀牛膝两炒） 甘松节两 制女贞两（旱莲草两炒） 路路通两 盐知母五钱（盐川柏皮五钱炒） 金狗脊两（去毛） 厚杜仲两（川续断两炒） 生熟苡米（各两） 鸡内金二两（香砂仁五钱炒） 香稻芽二两（麦谷芽各两炒） 海藻二两 昆布二两 蛇胆陈皮五分

上药选配道地，如法炮制。加黛蛤散二两，磁朱丸二两，真麝香三分，秋石三钱，共研细为末。以旋覆花两，干地龙两，大小蓟各两，络石藤两，海风藤两，新鲜海蜇头半斤，荸荠一斤，北秫米四两，方通草五钱，煎浓汤和匀，晾干再研细末，以炼蜜为丸，如小梧桐子大。每日空心临睡各服四钱，盐开水送下。如遇感冒暂停，药后三小时内不可饮茶食肉。

己丑春分前拟定。

37. 周先生 丸方 报子街

潞党参两（白米三钱炒） 上白术两（知母三钱炒） 云茯苓两（土炒朱拌） 法半夏五钱（炙粉草三钱炒） 香青蒿五钱（地骨皮五钱炒） 银柴胡五钱（鳖血拌炒） 杭白

芍两（枳壳三钱炒） 当归身两（秦艽三钱炒） 煨葛根三钱（煨透） 鳖甲两（炙酥） 制厚朴五钱 淡吴萸五钱（川连三钱炒） 生香附七钱（四制者） 延胡索五钱（酒炒） 五味槟榔十枚 焦鸡金二两（香砂仁三钱炒） 广木香三钱（用梗） 香稻芽两（炒） 陈麦谷芽各两（炒） 五谷虫五钱（九香虫五钱同炒） 薏仁米两（炒焦） 建泻片五钱（盐水炒）

上药选配道地，如法炮制。共研细为末。以旋覆花二两，北秫米四两（布包），霞天曲两（布包），干荷叶二两（去蒂），大红枣三十枚，鲜苹果二十枚（连皮去核切片），加秋梨膏十两，共煎浓汤拌匀晾干，再研细末，以炼蜜为丸，如小梧桐子大。每日早晚各服三钱，开水送下。如遇感冒暂停。

己丑春分前一日拟定。

38. 俞太太　丸方　广安门

潞党参两（米炒） 银柴胡五钱（鳖血拌炒） 上白术两（土炒） 云茯苓两（土炒） 炙甘草五钱（法半夏五钱炒） 鲜怀生地两（黑姜五钱炒） 杭白芍两（枳壳五钱炒） 全当归两（秦艽五钱炒）

淡附片五钱 制厚朴五钱 淡吴萸五钱（三味同川连三钱炒） 四制香附两（玄胡索五钱炒） 路路通两（水炙） 生熟赤芍五钱（青皮五钱炒） 火麻仁两（瓜蒌仁五钱同打） 乌贼骨两（洗净，川萆薢五钱炒） 台乌药五钱（切片） 蜣螂十四枚（去前半身） 香稻芽二两（生熟麦谷芽各两炒） 建泻五钱（盐水炒）

上药选配道地，如法炮制。加上上紫油肉桂二钱，沉香屑一钱，真琥珀末五钱，秋石一钱，共研细为末。以旋覆花两，海金沙两，北秫米四两，干荷叶二大张（去蒂），益母膏半斤，煎浓汤，法丸如小梧桐子大。每日空心服三钱，盐开水送下。如遇感冒暂停。

己丑春分前拟定。

39. 李小姐　丸方　北闹市口

上白术两（土炒）　云茯苓（土炒，真辰砂三钱拌）　法半夏五钱（粉草五钱炒）　全当归两（秦艽两炒）　明天麻两（三角胡麻两炒）　黑芝麻两（桑叶两炒）　焦枯芩五钱　真珠母两　制厚朴两　淡吴萸五钱（二味同川连三钱炒）　家苏子两（莱菔子两炒）　生海石两　新会皮两　苦杏仁两（去皮尖）　冬瓜子两　姜竹茹两　乌贼骨两（川萆薢两炒）生熟苡米二两　鸡内金二两（香砂仁五钱炒）　香稻芽二两（生熟麦谷芽各两炒）

上药选配道地，如法炮制。加香砂六君子丸二两，白蔻仁五钱，明矾五钱，食盐三钱，共研细为末。以旋覆花两，丝瓜络两，方通草两，北秫米四两，煎浓汤，法丸如小梧桐子大。每日空心服四钱，开水送下。如遇感冒暂停。另服神效济坤丹，每月经期前七日起，每晨起空心服一丸，盐开水送下，至经期终了为止。

己丑春分前拟定。

40. 阎太太　丸方　西交民巷

潞党参五钱（枳壳五钱白米三钱炒）　上白术五钱（土炒）　云茯苓五钱（土炒朱拌）　法半夏五钱（粉草五钱炒）　全当归五钱（秦艽五钱炒）　首乌藤两（料豆衣两炒）明天麻五钱（三角胡麻五钱炒）　黑芝麻五钱（桑叶三钱炒）　制厚朴五钱　淡吴萸三钱（二味同川连三钱炒）姜竹茹五钱　新会皮三钱　四制香附五钱　金狗脊五钱

（去毛） 厚杜仲五钱（川续断五钱炒） 乌贼骨五钱 嫩白薇五钱 生熟苡米各两 鸡内金二两（香砂仁五钱炒） 香稻芽二两（生熟麦谷芽各两炒）

上药选配道地，如法炮制。加天王补心丹二两，广木香梗三钱，白蔻仁五钱，食盐三钱，共研细为末。以旋覆花两，桑寄生两，大红枣七枚，北秫米四两，老藕一斤（连节），煎浓汤拌匀晾干，再研细末，以炼蜜为丸，如小梧桐子大。每日空心服三钱，开水送下。如遇感冒暂停。

己丑春分节日拟定。

41. 李太太　丸方　孟公府

潞党参两（白米三钱炒） 绵黄芪皮两（防风三钱炒）上白术两（知母五钱炒） 云茯苓两（土炒） 法半夏两（粉草三钱炒） 银柴胡五钱（水炙，鳖血拌） 杭白芍两（桂枝三钱炒） 全当归两（秦艽三钱炒） 怀生地两（淡附三钱同打） 连翘五钱（朱拌） 金银花两 制厚朴五钱 淡吴萸五钱（二味川连三钱同炒） 金狗脊五钱（去净毛） 地肤子五钱（炒） 广木香五钱（用梗） 香砂仁三钱（连壳，麸枳壳三钱炒） 香稻芽两（炒） 陈麦谷芽各两（炒） 薏仁米两（炒焦） 建泻片五钱（盐水炒） 肥玉竹五钱（盐水炒） 制香附七钱（四制者） 延胡索五钱 （酒炒） 鸡内金两（香砂仁三钱同炒）

上药选配道地，如法炮制。共研细为末。以大红枣三十枚，干荷叶二两，丝瓜络二两，桑枝四两，共煎汤拌匀晾干，再研细以米汤糊丸如小梧桐子大。每日空心服四钱，淡盐水送下。如遇感冒暂停。

42. 崔先生　丸方　西四北大街

潞党参两（枳壳五钱白米五钱炒） 绵黄芪二两（连皮

汉防己两炒） 上白术两（土炒，川柏皮五钱炒） 云茯苓两（土炒透） 法半夏七钱（粉草五钱炒） 全当归两（秦艽五钱炒） 肥玉竹两（盐水炒） 全瓜蒌五钱（佛手片三钱炒） 金狗脊两（去毛） 淡附片三钱（肥知母三钱炒） 片姜黄两 厚杜仲两（川续断两炒） 海桐皮两（花槟榔两炒） 威灵仙两 怀牛膝两 宣木瓜两（酒炒） 苍耳子两 焦苡米两 鸡内金二两（香砂仁五钱炒） 香稻芽二两（生熟麦谷芽各两炒） 首乌藤两 焦远志两（川连三钱炒） 柏子仁五钱

上药选配道地，如法炮制。共研细为末。以旋覆花两，海风藤两，络石藤两，大红枣三十枚，北秫米四两，煎浓汤拌匀晾干，再研细末，法丸如小梧桐子大，滑石为衣。每日空心临睡各服四钱，开水送下。如遇感冒暂停。

己丑春分后拟定。

43. 二少爷 膏方

南沙参二两（米炒） 上白术二两（肥知母三钱炒） 云茯苓二两（连皮土炒） 法半夏两（粉草三钱炒） 杭白芍两（枳壳三钱炒） 全当归二两（连须去芦） 银柴胡五钱（鳖血拌炒） 炙鳖甲二两（炙酥） 香青蒿两（地骨皮三钱炒） 生紫菀五钱（水炙） 川贝母二两（去心） 全瓜蒌两（薤白头两同打） 净连翘两（朱拌） 清阿胶二两（收膏时烊入） 益智仁两 首乌藤二两 生牡蛎二两 生海石两（同先煎） 嫩白前五钱（炙百部两炒） 桑白皮两（水炙） 干荷叶二两 老枇杷叶二两 黛蛤散二两 北秫米四两（三味同布包） 小枳壳五钱（苦梗三钱炒） 新绛屑两（真者） 浮小麦两（川连五钱炒） 北五味三钱 （焙） 款冬花两 冬虫夏草两 大红枣五十枚 鲜芦茅根各四两（去节） 甜杏仁两（去皮

尖） 家苏子五钱（研） 新会皮五钱（水炙） 鸡内金二两（香砂仁三钱炒） 香稻芽四两（炒） 陈麦谷芽各四两（炒）肥玉竹两（盐水炒） 丝瓜络二两（桑枝二两炒） 生苡米二两（炒焦） 建泻片两（盐水炒）

上药选配道地，如法炮制。共入紫铜锅内，以武炭火浓煎至气味相透。滤净渣滓，加冰糖八两，以方中二胶烊化和入（按，方中原有清阿胶，龟板胶各二两，后划去龟板胶，因此只有清阿胶）搅匀，加真正上好梨膏一斤，徐徐收膏至滴水成珠为度。以玻璃瓶收贮，俟冷透加盖，毋露潮风。每日空心临睡各服一大调羹，开水冲服。如遇感冒暂停。

己丑春分后拟定。

44. 杜太太　丸方　煤市街

潞党参两（米炒） 上白术两（知母三钱炒） 云茯苓两（土炒） 法半夏五钱 （粉草三钱炒）） 银柴胡三钱（水炙） 杭白芍两（枳壳三钱炒） 全当归两（连须去芦醋炒）焦枯芩五钱（炒） 煨葛根三钱 制厚朴五钱 淡吴萸三钱（二味同川连三钱炒） 净连翘五钱（朱拌） 新会皮五钱（水炙） 木香梗五钱 四制香附五钱（杵） 佛手片五钱（研） 姜竹茹五钱（炒） 鸡内金两（香砂仁五钱炒） 香稻芽两（麦谷芽各两炒） 焦薏仁两 建泻片五钱 （猪苓五钱炒）

上药选配道地，如法炮制。加新鲜紫河车两，白蔻仁三钱，食盐三钱，共研细为末。以旋覆花二两，范志曲四两（布包），丝瓜络二两，桑枝四两，共煎汤法丸如小梧桐子大。每日空腹服三钱，开水送下。如遇感冒暂停。

45. 杨绍戴君患结核症，恐有转虚之虞，必须静摄休养，徐图来复也。此证。

中华民国三十八年，三月二十九日

46. 何太太　丸方　口袋胡同

潞党参两（枳壳五钱白米五钱炒）　老箭芪两（连皮汉防已两炒）　银柴胡五钱（鳖血拌炒）　上白术两（肥知母五钱炒）　云茯苓两（土炒，真辰砂三钱打）　法半夏五钱（粉草五钱炒）　鲜怀生地两（苦楝子二钱打）　杭白芍两（青皮三钱炒）　全当归两（秦艽五钱炒）　何首乌两（连藤）明天麻两（三角胡麻两炒）　黑芝麻两（桑叶两炒）　威灵仙两（盐水炒）　焦远志两（川连三钱炒）　柏子仁五钱（新者）　七制香附两（玄胡索五钱炒）　片姜黄两　鸡内金二两（香砂仁五钱炒）　香稻芽二两（生熟麦谷芽各两炒）　建泻五钱（盐水炒）　真珠母两　焦枯芩五钱　甘枸杞五钱（甘菊两同打）

上药选配道地，如法炮制。加真琥珀末三钱，沉香屑二钱，食盐三钱，共研细为末。以旋覆花两，丝瓜络二两，嫩桑枝四两，北秫米四两，范志曲四两，煎浓汤法丸如小梧桐子大。每日晨起空心服四钱，开水送下。如遇感冒暂停。

己丑春分后拟定。

47. 林太太　丸方

猪腰一对，去臊腺挖空。用厚杜仲五钱，淡附片三钱（盐水炒），胡桃肉五钱（紫皮者），盐知母三钱，盐川柏三钱，装入腰子之内用线缝好，在阴阳瓦上焙枯存性，去净油，去净火性，再上上紫油肉桂一钱五分，真麝香五分，沉香屑二钱，秋石三钱，都气丸二两，统车前三钱，共研极细末。用生草梢两，盐酒军两，蟋蟀十枚，蚕蛹十对，大红枣十枚，共煎浓汤拌匀，法丸如小梧桐子大，滑石为衣。每日空心服三钱，开水送下。

48. 王先生　丸方　抄手胡同

南沙参两（米炒） 上白术两（肥知母五钱炒） 云茯苓两（土炒朱拌） 法半夏五钱（炙黑甘草五钱炒） 鲜怀生地两（枳壳五钱炒） 家苏子五钱　真川贝两（去心） 桑白皮两（嫩白前五钱炒） 百部根两（炙） 茜草炭五钱　藕节炭五钱（荷叶炭五钱炒） 怀牛膝两（盐水炒） 焦远志两　浮小麦两（二味同川连三钱炒） 生海石两（杵捣） 新会皮两（水炙） 水竹茹两　鸡内金二两（香砂仁五钱炒） 香稻芽二两（生熟麦谷芽各两炒）

上药选配道地，如法炮制。加黛蛤散二两，十灰散二两，真琥珀末五钱，真八宝墨五钱，秋石二钱，共研细为末。以鲜芦茅根各二两，大红枣三十枚，鲜藕一斤，柿饼十枚（去蒂），干荷叶二大张，北秫米四两，煎浓汤，加生甜梨膏一斤，拌匀，法丸如小梧桐子大。每日空心临睡各服三钱，开水送下。如遇感冒暂停。

己丑清明前拟定。

49. 赵先生　丸方　猪毛厂

空沙参两（米炒） 上白术两（肥知母三钱炒） 云茯苓两（土炒朱拌） 仙露半夏五钱（粉草五钱炒） 苋麦冬两（去心，米炒朱拌） 家苏子五钱（炒） 全当归两（连须） 真川贝两（去心） 冬虫夏草五钱（真者） 嫩白前五钱（水炙） 生紫菀五钱（水炙） 桑白皮两（水炙） 百部根两（水炙） 何首乌两（连藤） 肥玉竹两（盐水炒） 全瓜蒌两（薤白头五钱打） 甜杏仁五钱（去皮尖） 生海石两（杵） 新会皮两（水炙） 鸡内金二两（香

砂仁五钱炒） 香稻芽二两（生熟麦谷芽各两炒） 焦智仁五钱

上药选配道地，如法炮制。加香砂六君子丸二两，真琥珀末五钱，真新鲜獭肝两，真麝香三分，真辰砂二钱，沉香 屑二钱，黛蛤散二两，共研细为末。以款冬花两，大红枣三十枚，干荷叶二大张（去蒂），丝瓜络两，北秫米四两，煎浓 汤拌匀晾干，再研细末。加生甜梨膏半斤，和匀，以炼蜜为 丸，如小梧桐子大。每日晨起空心及临睡各服三钱，开水送 下。如遇感冒暂停。

己丑清明前拟定。

50. 李先生　丸方　兴隆街

南沙参两（米炒） 上白术两（土炒） 云茯苓两（土炒） 法半夏五钱（粉草三钱炒） 生紫菀五钱（水炙） 川贝母两（去心） 嫩白前五钱（桑白皮五钱炒） 家苏子五钱（研） 净连翘五钱 （朱拌）梧桐泪五钱（杵） 苦杏仁两（去皮尖） 新会皮五钱（水炙） 黛蛤散两（研） 橘子络五钱（研） 全瓜蒌两（薤白头两打） 小枳壳五钱（苦梗三钱炒） 鸡内金两（香砂仁三钱炒） 香稻芽二钱 （炒） 陈麦谷芽各两（炒） 薏仁米两（炒焦）

上药选配道地，如法炮制。共研细为末。以北秫米四两，干荷叶二两（去蒂），大红枣三十枚，丝瓜络二两，煎浓汤，加鲜芦茅根各四两（去心节），梨膏六两，鲜梨十枚，连皮去核切片，共打汁拌匀，法丸如小梧桐子大。每日空心临睡各服三钱，开水送下。如遇感冒暂停。

己丑清明拟定。

51. 王先生　丸方　东斜街

上白术五钱（土炒） 云茯苓五钱（土炒） 法半夏三

钱（粉草二钱炒） 新会皮三钱（水炙） 生紫菀三钱（水炙） 川贝母五钱（去心） 白前三钱（桑白皮三钱炒） 小枳壳五钱（苦梗二钱炒） 家苏子三钱研 苦杏仁五钱（去皮尖） 全瓜蒌两（薤白头三钱炒） 制厚朴三钱（川连二钱炒） 老枇杷叶五钱（去毛） 黛蛤散两（研） 范志曲两（研） 连翘三钱（朱拌） 香稻芽两（炒） 陈麦谷芽各两（炒） 鸡内金两（香砂仁二钱炒） 苡仁米五钱（炒）

上药选配道地，如法炮制。加沉香屑五分，琥珀三钱，酒制大黄三钱，同研细为末。以干荷叶两，大红枣三十枚，丝瓜络二两，共煎汤，加鲜芦茅根各四两（去心节打汁），生甜梨膏四两，鲜梨十枚（连皮去核切片，打汁），同拌匀，法丸如小梧桐子大。每日空心临睡各服三钱，开水送下。如遇感冒暂停。

52. 李老太太 丸方 后泥洼

全瓜蒌五钱（薤白头三钱打） 家苏子三钱（白芥子二钱炒） 莱菔子五钱（炒研） 法半夏五钱（粉草三钱炒） 新会皮五钱（水炙） 制厚朴五钱 北细辛二钱（二味同川连二钱炒） 当归须五钱 小枳壳五钱（苦梗二钱炒） 旋覆花五钱（研） 逍遥丸两（研） 范志曲二两（研） 泔苍术五钱（切蒸） 新绛屑五钱（真者） 鸡内金两（香砂仁二钱炒） 香稻芽两 陈麦谷芽各两（炒） 薏仁米两（炒） 赤猪苓五钱（研） 建泻片五钱（盐水炒）

上药选配道地，如法炮制。加真琥珀末二钱，沉香屑一钱，真麝香五分，真辰砂一钱，共研细为末。以丝瓜络二两，桑枝二两，代赭石二两，真珠母四两，共煎浓汤，法丸如小梧桐子大。每日早晚各服三钱，淡盐水送下。如遇感冒暂停。

53. 张女士（崔）证明书　松树胡同

张可贤女士年二十三岁，怀孕三月余，满腹作酸，腰酸欲坠。恐有漏下之虞，亟须调理，宜乎静卧休养，以冀安全。此证。

中华民国三十八年四月九日

54. 金太太　丸方　礼士胡同

空沙参（米炒）紫丹参两（盐水炒）泔苍术两（土炒）云茯苓两（土炒朱拌）法半夏五钱（生草梢五钱炒）柏子仁五钱（新者去尽油）全当归五钱（秦艽五钱炒）小枳壳五钱（苦梗五钱炒）焦远志两　北细辛三钱　淮小麦两　制厚朴两（四味同用姜川连五钱炒）姜竹茹两　新会皮五钱（佛手片五钱炒）家苏子五钱（炒研）四制香附两　薏苡米两（生熟各半）鸡内金两（香砂仁五钱炒）香稻芽两（生熟麦谷芽各两炒）建泻五钱（盐水炒）猪苓五钱

上药选配地道，如法炮制。加西洋参五钱，真琥珀末三钱，真麝香三分，真辰砂五分，广木香梗三钱，共研细为末。以旋覆花两，大红枣三十枚，干荷叶两，大腹皮两，冬瓜子两，北秫米四两，煎浓汤，法丸如小梧桐子大，滑石为衣。每日空心服三钱，开水送下。如遇感冒暂停。

己丑清明后拟定。

55. 王太太　丸方　大牌坊胡同

上白术两（土炒）云茯苓两（土炒，真辰砂三钱炒）法半夏五钱（粉草三钱炒）全瓜蒌两（薤白头两炒）制厚朴两（川连三钱炒）小枳壳五钱（苦梗五钱炒）四制香附两　新会皮五钱（水炙）姜竹茹两　高良姜五钱　家苏子

五钱 真郁金五钱 五味槟榔十枚 香稻芽两（生熟麦谷芽各两炒） 焦苡米两 鸡内金两（香砂仁五钱炒）

上药选配道地，如法炮制。共研细为末。以方通草两，旋覆花两，干荷叶两，大红枣三十枚，丝瓜络两，北秫米四两，范志曲四两，煎汤法丸如小梧桐子大，滑石为衣。每日空心服三钱，开水送下。

已丑清明后拟定。

56. 滕先生 丸方 永严路

上白术两（土炒） 云茯苓两（土炒） 法半夏五钱（粉草五钱炒） 制厚朴两（川连五钱炒） 小枳壳两（苦梗五钱炒） 鲜煨姜五钱 代赭石两（杵） 家苏子一钱半（炒研） 五味槟榔十枚（玄胡索五钱炒） 苦杏仁两（去皮尖）姜竹茹两 新会皮两 焦楂炭两 焦鸡金二两（香砂仁五钱炒） 香稻芽二两 生熟麦谷芽各两

上药选配道地，如法炮制。加白蔻仁五钱，酒军五钱，食盐三钱，共研细为末。以旋覆花两，大腹皮两，大红枣三十枚，方通草两，北秫米四两，范志曲四两，煎浓汤，法丸如小梧桐子大。每日早晚饭后二小时，各服三钱，开水送下。

已丑清明后拟定。

57. 太太 丸方

绵黄芪皮两（汉防己两炒） 上白术两（肥知母五钱炒） 云茯苓两（土炒，真辰砂三钱拌） 法半夏五钱（川连五钱炒）明天麻两（三角胡麻两炒） 黑芝麻两（桑叶两炒）苦丁茶两（甘菊两炒） 全当归两（秦艽两炒） 首乌藤两（料豆衣两打） 肥玉竹两（盐水炒） 真珠母两 枯黄芩五钱（炒焦） 威灵仙两（盐水炒） 金狗脊两（去毛，新会皮两打） 厚杜仲两（川续断两炒） 怀牛膝两（海桐皮两炒）

海藻二两（昆布两炒） 真郁金五钱 四制香附两（延胡索两同打） 火麻仁二两（郁李仁二两） 全瓜蒌二两（家苏子五钱炒） 焦苡米二两 鸡内金二两（香砂仁五钱炒） 香稻芽二两（生熟麦谷芽各两炒）

上药选配道地，如法炮制。加香砂六君子丸二两，磁朱丸三两，食盐五钱，酒军二两，共研细为末。以旋覆花两，干荷叶两，大红枣卅枚，范志曲四两，北秫米四两，煎浓汤，法丸如小梧桐子大，滑石为衣。每日空心服四钱，开水送下，包四钱为一包。如遇感冒暂停，药后不可饮茶食肉。

己丑清明后拟定。

58. 康太太　丸方　公用库八道湾

空沙参两（米炒） 紫丹参两（盐水炒） 京玄参两（盐水炒） 上白术两（肥知母五钱炒） 云茯苓两（土炒朱拌） 法半夏五钱（炙黑甘草五钱炒） 鲜怀生地二两（苏子霜五钱炒） 杭白芍两（盐水炒） 全当归二两（连须，秦艽五钱炒） 首乌藤二两（连皮） 清阿胶两（蛤粉炒珠） 香青蒿五钱（地骨皮两炒） 焦远志两 浮小麦两 黑枣仁五钱（三味同川连五钱炒） 新柏子仁五钱（莲子心二钱炒） 逍遥丸两（另研） 小枳壳两（苦梗五钱炒） 四制香附两（杵） 新会皮两（水炙） 肥玉竹两（盐水炒） 厚杜仲两（川续断两炒） 料豆衣两（扁豆衣两炒） 乌贼骨两（川萆薢两炒） 炙艾炭两 生熟苡米各两 鸡内金二两（香砂仁五钱炒） 香稻芽二两（生熟麦谷芽各两炒） 嫩白薇两（盐水炒） 银柴胡三钱（鳖血拌炒） 焦枯芩三钱 十大功劳叶两

上药选配道地，如法炮制。加生西洋参五钱，真琥珀末五钱，广木香梗五钱，真辰砂三钱，《金匮》肾气丸二两共

研细为末。以鲜鲜金斛二两，鲜芦根四两，鲜煨姜三钱打汁，以大红枣三十枚，干荷叶两，北秫米四两，冬瓜子两煎浓汤拌匀，加生甜梨膏四两，法丸如小梧桐子大，摇亮紧。每日空心服四钱，开水送下。如遇感冒暂停。

己丑清明后拟定。

59. 吕老太太　丸方　察院胡同

空沙参两（米炒）绵黄芪二两（连皮，防己五钱炒）上白术两（知母三钱炒）云茯苓两（土炒）真珠母二两（代赭石两同打）全当归二两（秦艽三钱炒）首乌藤两　焦枯芩五钱　连翘五钱（朱拌）海藻二两（昆布两炒）石菖蒲五钱（九节）远志肉五钱（川连三钱炒）广木香五钱（用梗）全瓜蒌两（枳壳三钱炒）威灵仙两　怀牛膝两（盐水炒）范志曲两（研）南花粉五钱（研）火麻仁两（郁李仁两打）鸡内金两（香砂仁三钱炒）香稻芽二两（陈麦谷芽各二两炒）肥玉竹两（盐水炒）厚杜仲两（川续断两炒）金狗脊两（去毛）薏仁米两（炒）建泻片五钱（盐水炒）

上药选配道地，如法炮制。加制厚朴三钱，酒军五钱，磁朱丸二两，共研细为末。以旋覆花二两，丝瓜络二两，桑枝四两，共煎汤拌匀，法丸如小梧桐子大，以滑石为衣。每日空心临睡各服三钱，淡盐水送下。如遇感冒暂停，药后三小时内忌茶与肉类。

60. 郭太太　丸方　南锣鼓巷

空沙参两（米炒）老箭芪两（水炙）银柴胡五钱（鳖血拌炒）上白术两（盐知柏各三钱炒）云茯苓两（土炒朱拌）法半夏五钱（炙甘草五钱炒）杭白芍两（枳壳两炒）全当归两（秦艽两炒）首乌藤两（连皮）肥玉竹

两（盐水炒） 金狗脊两（新会皮两炒） 补骨脂两（盐水炒） 厚杜仲两（川续断两炒） 怀牛膝两（盐水炒） 淡吴萸五钱（川连五钱炒） 四制香附两（赤芍五钱炒） 生熟苡米二两　鸡内金二两（香砂仁五钱炒） 香稻芽二两（生熟麦谷芽各两炒） 建泻五钱（盐水炒） 败枯鳖甲七钱（炙酥） 香青蒿五钱（地骨皮两炒） 焦枯芩钱半　十大功劳叶五钱

上药选配道地，如法炮制。加左金丸五钱，淡附片两，食盐三钱，共研细为末。以旋覆花两，大红枣三十枚，丝瓜络两，嫩桑枝两，北秫米四两，范志曲四两，煎浓汤，法丸如小梧桐子大。每日晨起空心服四钱，开水送下。如遇感冒暂停。

已丑谷雨日拟定。

61．胡小姐　丸方　玉石井

明天麻两（三角胡麻两炒） 黑芝麻两（冬桑叶两炒） 首乌藤二两（连皮） 料豆衣两（扁豆衣两炒） 全当归两（秦艽两炒） 甘菊花两（去蒂） 上白术两（土炒透） 法半夏五钱（炙甘草五钱炒） 焦远志两　黑枣仁五钱（二味同川连三钱炒） 抱茯神二两（朱拌） 灯心三钱（朱拌） 连翘五钱（朱拌） 香青蒿五钱（粉丹皮五钱炒） 麸枳壳两（苦梗五钱炒） 家苏子五钱（炒） 新会皮两　薏苡米四两（生熟各半） 鸡内金四两（香砂仁五钱炒） 香稻芽四两（生熟麦谷芽各两炒）

上药选配道地，如法炮制。加真琥珀末五钱，真珠母二两，真辰砂二钱，共研细为末。以丝瓜络两，大红枣五十枚，大腹皮两，北秫米四两，范志曲四两，嫩海蜇头四两（漂净腥味），煎浓汤。以鲜苇茎四两，鲜荸荠一斤（连皮洗净），鲜小萝卜五枚（去皮芦），鲜梨五枚（连皮去核切片），打汁拌匀。加鲜竹沥二钱，生姜汁三钱，法丸如小梧桐子大，滑石为衣。每日空心服四钱，开水送下。感冒暂停。

己丑谷雨后一日拟定。

62. 吕小姐　膏方

潞党参两（白米三钱同炒）　绵黄芪皮二两（汉防己五钱炒）　上白术二两（土炒）　云茯苓二两（连皮土炒）　法半夏两（粉草三钱炒）　银柴胡五钱（鳖血拌炒）　杭白芍两（青皮五钱炒）　全当归二两（秦艽两炒）　料豆衣两（黑衣者佳）　何首乌二两（连藤）　小枳壳五钱（苦梗三钱炒）　炙鳖甲两（研）　清阿胶二两　鹿角胶二两（二味收膏时烊入）　生香附七钱（四制者）　全瓜蒌两（薤白头五钱打）　香青蒿五钱（地骨皮两炒）　新会皮五钱（水炙）　厚杜仲二两（川续断二两炒）　金狗脊二两（去毛）　补骨脂二两（盐水炒）　新绛屑五钱（真正者）　淮小麦两（川连三钱炒）　怀牛膝两（盐水炒）　乌贼骨两（洗净）　川萆薢两（盐水炒）　香稻芽四两（炒）　陈麦谷芽各四两（炒）　鸡内金两（香砂仁三钱炒）　十大功劳叶二两　延胡索五钱（酒炒）　范志曲二两（布包）　丝瓜络二两（桑枝四两炒）　藕节三十枚　薏仁米两（炒焦）　建泻片两（盐水炒）

上药选配道地，如法炮制。共入紫铜锅内，以武炭火浓煎至气味相透，滤净渣滓。以方中二胶烊化和入，加白糖十二两，蜂蜜十二两，搅匀再煎，徐徐收膏至滴水成珠为度。以玻璃瓶收贮，俟冷透加盖，毋露潮风。并用防腐法为要，因天气炎热也。

每日空心临睡各服一大调羹，开水冲服。如遇汛期及感冒暂停。

63. 汪二少爷　膏方

南沙参二两（米炒） 上白术二两（肥知母三钱炒） 云茯苓二两（连皮土炒） 法半夏两（粉草三钱炒） 杭白芍两（炒） 全当归二两（连须去芦） 银柴胡五钱（鳖血拌炒） 炙鳖甲二两（炙酥） 香青蒿两（地骨皮二两炒） 生紫菀五钱（水炙） 川贝母二两（去心） 清阿胶二两（收膏时烊入） 全瓜蒌两（薤白头两炒） 净连翘两（朱拌） 何首乌二两（连藤） 嫩白前五钱（炙百部两炒） 桑白皮两（水炙） 生牡蛎二两 生海石两（二味同包煎） 小枳壳五钱（苦梗三钱炒） 家苏子五钱（研） 老枇杷叶二两 黛蛤散二两（二味同包） 新绛屑两（真者） 浮小麦两（川连三钱炒） 益智仁两（炒焦） 北秫米四两 款冬花两（二味同包） 冬虫夏草两（真者） 鲜芦茅根各四两（去心节） 甜杏仁两（去皮尖） 新会皮五钱（水炙） 大红枣五十枚 肥玉竹两（盐水炒） 鸡内金二两（香砂仁五钱炒） 香稻芽四两 陈麦谷芽各四两 丝瓜络二两 干荷叶二两 嫩桑枝二两 生苡米两（炒） 建泻片两（盐水炒）

拟加马兜铃五钱（水炙） 牛蒡子五钱（水炙） 忍冬藤二两（连花）

上药选配道地，如法炮制。共入紫铜锅内，以武炭火浓煎至气味相透，滤净渣滓。以方中阿胶烊化和入，加冰糖十两，真正上好梨膏一斤，搅匀，徐徐收膏至滴水成珠为度。以玻璃瓶收贮，俟冷透加盖，毋露潮风（并请用防腐之法）。每日空心临睡各服一大调羹，开水冲服。如遇感冒暂停。

64. 宫太太　丸方　精忠庙

银柴胡五钱（水炙，鳖血拌炒） 鲜怀生地二两（苦楝子五钱炒） 杭白芍两（枳壳两炒） 全当归二两（秦艽两炒） 何首乌二两（连藤） 上白术两（肥知母五钱炒）云茯苓两（土炒） 法半夏五钱（炙黑甘草两炒） 枯黄芩五钱（炒焦） 制厚朴两 淡吴萸五钱（二味同川连五钱炒） 佛手片五钱 家苏子五钱（炒研） 生熟赤芍五钱 （青皮五钱炒） 七制香附两（玄胡索五钱炒） 全瓜蒌两（火麻仁两打） 五味槟榔两（杵） 厚杜仲两（川续断两炒） 嫩白薇两（盐水炒）乌贼骨两（川萆薢两炒）荷叶炭两 生熟苡米二两 香稻芽二两（生熟麦谷芽各两炒） 鸡内金二两（香砂仁五钱炒）

上药选配道地，如法炮制。加真琥珀末五钱，白蔻仁三钱，真辰砂三钱，共研细为末。以旋覆花两，丝瓜络两，大腹皮两，大红枣三十枚，北秫米四两，煎浓汤和匀，加东陵益母膏半斤，法丸如小梧桐子大。每日晨起空心服三钱，盐开水送下。如遇感冒暂停，药后不可恼怒动气，忌食生冷酸辣之味。

已丑立夏前拟定。

65. 寇太太　丸方　东四九条

潞党参两（枳壳两白米两炒） 上白术五钱（焦川柏皮五钱炒） 云茯苓两（土炒朱拌）法半夏五钱（炙黑甘草两炒） 何首乌两（焦枯芩五钱炒） 鲜怀生地两（黑姜五钱炒） 杭白芍两（盐水炒） 银柴胡五钱（鳖血拌炒） 全当归两（秦艽两炒） 肥玉竹两（盐水炒） 料豆衣五钱 （扁豆衣两炒） 柏子仁五钱（新者） 焦远志三钱 制厚朴五钱 淡吴萸五钱（三味同川连三钱炒） 鲜煨姜五钱 （甜苇茎二两炒）七制香附两 厚杜仲两（川续断两炒） 乌贼骨两（川萆薢两炒） 嫩白薇两（盐水炒） 生熟苡米二两

鸡内金二两（香砂仁五钱炒） 香稻芽二两（生熟麦谷芽各两炒）

上药选配道地，如法炮制。加天王补心丹二两，广木香梗五钱，淡附片五钱，真辰砂三钱，荷叶炭二两，炙艾炭两，共研细为末。以旋覆花两，大红枣五十枚，北秫米四两，紫衣核桃肉两（杵），丝瓜络两，干荷叶两，煎浓汤和匀，加烊化东陵益母膏四两，法丸如小梧桐子大，滑石为衣。每日空心服四钱，每四钱为一包，盐开水送下。如遇感冒暂停。

己丑立夏前拟定。

66. 吴先生 丸方 铁道学院

老箭芪两（汉防己两炒） 空沙参五钱（米炒） 上白术五钱（肥知母五钱炒） 云茯苓五钱（土炒） 法半夏五钱（粉草两炒） 肥玉竹五钱（盐水炒） 全当归两（秦艽两炒） 威灵仙五钱（盐水炒） 金狗脊五钱（去毛，玉蝴蝶五钱炒） 川续断五钱（厚杜仲五钱炒） 淡附片七钱 （焦川柏皮两炒） 花槟榔两（海桐皮两炒） 片姜黄五钱 怀牛膝两（盐水炒） 香稻芽二两（生熟麦谷芽各两炒）

上药选配道地，如法炮制。以旋覆花两，络石藤两，丝瓜络两，大红枣三十枚，范志曲四两，煎浓汤，法丸如小梧桐子大。每日空心服三钱，盐开水送下。如遇感冒暂停。

己丑立夏前拟定。

67. 刘先生 丸方 广安门

老箭芪两（汉防己三钱炒） 银柴胡五钱（鳖血拌炒） 云茯苓两（土炒） 泔苍术两（黑芝麻两炒） 法半夏五钱（粉草五钱炒） 全当归两（秦艽五钱炒） 肥玉竹两（盐水炒） 何首乌两（连藤） 全瓜蒌两（薤白头两炒） 家苏子

五钱（白芥子五钱炒） 莱菔子三钱（炒研） 枯黄芩三钱（炒焦） 生海石两（青黛拌匀） 生熟赤芍五钱（枳壳两炒） 制厚朴两 淡吴萸三钱（二味同川连三钱炒） 金狗脊两（去毛） 淡附片七钱（盐水炒） 橘核两（荔枝核五钱炒） 生熟苡米二两 鸡内金两（香砂仁三钱炒） 香稻芽二两 生熟麦谷芽各两

上药选配道地，如法炮制。加沉香屑二钱，真琥珀末五钱，知柏八味丸二两，共研细为末。以旋覆花两，范志曲二两，北秫米四两，大红枣三十枚，煎浓汤，法丸如小梧桐子大。每日空心服四钱，开水送下。感冒暂停。

己丑立夏前拟定。

68. 陈太太 丸方 椿树二条

全当归两（秦艽两炒） 大豆黄卷两（桂枝五钱炒） 法半夏五钱（粉草五钱炒） 焦苍术两（肥知母五钱炒） 全瓜蒌两（薤白头两炒） 威灵仙两（盐水炒） 制厚朴两 淡吴萸五钱（二味同川连三钱炒） 云茯苓两（土炒朱拌） 五加皮五钱（酒炒） 花槟榔两（海桐皮两炒） 怀牛膝两（盐水炒） 四制香附两（杵） 片姜黄两 苦杏仁两（去皮尖） 家苏子五钱（炒研） 火麻仁两（枳壳两炒） 鸡内金二两（香砂仁五钱炒） 生熟苡米二两 香稻芽二两（生熟麦谷芽各两炒） 生熟赤芍五钱（青皮五钱炒） 汉防己两

上药选配道地，如法炮制。加逍遥丸二两，沉香屑三钱，酒军两，食盐三钱，共研细为末。以旋覆花两，丝瓜络两，方通草两，干荷叶两，范志曲四两，北秫米四两，煎浓汤，法丸如小梧桐子大。每日空心服四钱，开水送下。药后忌茶。

己丑立夏前拟定。

69. 王少爷　证明书　太平街

王崇荣患溲血症，宜乎静卧休养，始可逐渐来复，于体育一门自应暂行请假。此证。

中华民国卅八年五月一日

70. 郑先生　丸方　东交民巷

潞党参五钱（白米三钱炒）绵黄芪皮五钱（汉防己五钱炒）上白术两（肥知母三钱炒）云茯苓两（土炒）法半夏五钱（粉草三钱炒）全当归两（秦艽五钱炒）杭白芍五钱（枳壳三钱炒）威灵仙五钱　粉丹皮五钱（盐水炒）制厚朴五钱　远志肉三钱　浮小麦两（三味同川连三钱炒）大豆卷五钱（桂枝五钱炒）片姜黄五钱　生牡蛎两　苍龙齿两（二味同炙酥）厚杜仲两（川续断两炒）金狗脊五钱（去毛）鸡内金两（香砂仁三钱炒）香稻芽两（炒）陈麦谷芽各两（炒）新会皮五钱（水炙）肥玉竹两（盐水炒）薏仁米两（炒焦）建泻片五钱（盐水炒）

上药选配道地，如法炮制。加广木香梗三钱，真辰砂二钱，真琥珀末三钱，共研细为末。以旋覆花二两，北秫米四两（布包），丝瓜络二两，嫩桑枝四两，范志曲两，大红枣三十枚，共煎汤拌匀，法丸如小梧桐子大。每日空心临睡各服三钱，淡盐水送下。如遇感冒暂停。

己丑立夏前拟定。

71. 石先生　丸方　花市

上白术五钱（连皮土炒）法半夏五钱（粉草五钱炒）云茯苓两（连皮土炒）鲜煨姜三钱　制厚朴两　淡吴萸五钱　淡附片五钱（三味同川连三钱炒）新会皮五钱　四

制香附两（玄胡索五钱炒） 小枳壳两（苦梗五钱炒） 代赭石五钱（醋煅） 生海石两（青黛拌炒） 鲜竹茹五钱（姜汁炒） 薏仁米两（生熟各半） 鸡内金两（香砂仁三钱炒） 生熟麦谷芽各两（香稻芽二两炒） 全瓜蒌五钱（薤白头两炒） 粉葛根五钱（煨透） 杭白芍五钱（青皮三钱炒） 玫瑰花二十朵（去蒂）

上药选配道地，如法炮制。加香砂平胃丸两，沉香曲五钱，共研细为末。以旋覆花两，北秫米四两，大红枣三十枚，大腹皮两，范志曲四两，煎浓汤，法丸如小梧桐子大。每日晨起空心服三钱，开水送下。

己丑立夏节日拟定。

72. 梁先生　丸方　交通银行

潞党参五钱（白米五钱炒） 银柴胡三钱（水炙） 上白术五钱（生甜冬术五钱炒） 云茯苓五钱（连皮土炒） 法半夏四钱（炙黑甘草五钱炒） 杭白芍五钱（枳壳五钱炒） 全当归两（赤小豆五钱炒） 枯黄芩三钱（炒焦） 升麻炭三钱 粉葛根三钱（煨透） 料豆衣五钱（扁豆衣五钱炒） 威灵仙五钱（秦艽五钱炒） 炮姜炭五钱　玫瑰花三钱　马齿苋五钱　片姜黄五钱　四制香附五钱　生熟赤芍三钱（青皮三钱炒） 荷叶炭五钱（藕节炭五钱炒） 贯众炭五钱　北秦皮五钱（诃子肉三钱炒） 焦苡米两　鸡内金两（香砂仁三钱炒） 香稻芽二两（生熟麦谷芽各两炒） 益智仁五钱　诃子肉五钱　怀山药两（土炒）

上药选配道地，如法炮制。加广木香梗三钱，淡干姜三钱，川连二钱，香砂六君子丸二两，共研细为末。以伏龙肝四两，丝瓜络两，络石藤五钱，范志曲二两，大红枣三十枚，煎浓汤，法丸如小梧桐子大。每日空心服四钱，开水送下。药后不可饮茶食肉。

己丑立夏后拟定。

73. 沈先生　丸方　安福胡同

明天麻两（三角胡麻两炒）　苦丁茶两（甘菊五钱炒）

泔浸苍术二两（黑芝麻两炒）　法半夏五钱（川连钱半同打）　云茯苓两（土炒朱拌）　全当归两（秦艽五钱炒）威灵仙两　（盐水炒）　真珠母两　家苏子五钱（炒研）　四制香附两　生熟赤芍五钱（枳壳五钱炒）　怀牛膝两（盐水炒）　汉防四两　宣木瓜两　海桐皮两（花槟榔两炒）　火麻仁五钱　生熟苡米二两　鸡内金两（香砂仁三钱炒）　生熟麦谷芽各两（香稻芽二两炒）　建泻片五钱（盐水炒）　海藻两　昆布两　大小蓟各五钱

上药选配地道，如法炮制。加逍遥丸二两，白蔻仁三钱，辰砂三钱，共研细为末。以旋覆花两，晚蚕砂两，丝瓜络两，桑枝四两，海风藤两，络石藤两，大红枣三十枚，北秫米四两，鲜荸荠一斤（去皮切片），嫩海蜇头四两（漂净咸味），煎浓汤，法丸如小梧桐子大，滑石为衣。每日空心服四钱，开水送下。感冒暂停，药后不可饮茶食肉。

己丑立夏后拟定。

74. 辛老先生　丸方　南锣鼓巷

南沙参两（枳壳三钱同米炒）　上白术两（土炒）　云茯苓两（连皮土炒）　法半夏五钱（粉草三钱炒）　生紫菀五钱（水炙）　川贝母两（去心）　全瓜蒌两（薤白头五钱打）　橘子络三钱（家苏子三钱炒）　老枇杷叶五钱（去毛）　制厚朴五钱　北细辛二钱（二味同川连三钱炒）　焦远志五钱（木香梗三钱炒）　浮小麦五钱　生海石两　四制香附七钱　延胡索五钱（炒）　香稻芽两（陈麦谷芽各两同炒）　代赭石两

（杵）鸡内金两（水炙，香砂壳三钱同炒）薏仁米两（炒）建泻片五钱（盐水炒）胆草炭两 乌梅炭五钱 生熟赤芍五钱（青皮五钱炒）

上药选配道地，如法炮制。加真琥珀末三钱，逍遥丸两，黛蛤散两，真麝香五分，真辰砂三钱，共研细为末。以旋覆花两，北秫米四两（布包），大红枣三十枚，干荷叶两，共煎汤，法丸如小梧桐子大。每日空心临睡各服三钱，开水送下。如遇感冒暂停。

75. 车老太太 丸方 四川营

南沙参两（米炒）上白术两（土炒）云茯苓两（土炒）法半夏五钱（粉草三钱炒）生紫菀五钱（嫩白前三钱炒）川贝母两（去心）全瓜蒌两（薤白头两炒）家苏子五钱（莱菔子五钱炒）新绛屑两（真正者）制厚朴五钱 北细辛三钱 焦远志五钱（三味同川连二钱炒）老枇杷叶两（去毛）黛蛤散两（研）净连翘五钱（朱拌）小枳壳五钱（苦梗二钱炒）香稻芽两（炒）陈麦谷芽各两（炒）薏仁米各两（炒）建泻片五钱（盐水炒）

上药选配道地，如法炮制。加琥珀末三钱，真麝香三分，辰砂一钱，共研细为末。以鲜芦茅根各四两（去心节），丝瓜络二两，嫩桑枝四两，共煎汤拌匀，用生甜梨膏一斤，法丸如小梧桐子大。每日空心临睡各服三钱，开水送下。如遇感冒暂停。

已丑立夏后拟定。

76. 王式珊 先生 丸方

据述失聪已十余年，左重右轻，时清时蔽，头胀作鸣。曾检视耳鼓，谓为无恙。姑以柔养和络，安宁神经应之。

明天麻两（三角胡麻两）泔苍术两（黑芝麻两炒）云

茯苓两（土炒朱拌） 法半夏五钱（粉草五钱炒） 生熟赤芍五钱（焦山栀子钱打） 首乌藤两 料豆衣两（盐水炒） 全当归两（秦艽五钱炒） 生牡蛎两（灵磁石两同打研） 四制香附两（醋炒） 火麻仁两（枳壳两炒） 夏枯草五钱（苦桔梗五钱打） 鲜菖蒲两 薏苡米二两（生熟各半） 香稻芽二两（生熟各半） 陈麦谷芽各两（生熟各半） 建泻片五钱（盐水炒） 苦丁茶两（甘菊两炒） 真珠母两（杵） 怀牛膝两（盐水炒） 代赭石两（醋煅）

上药选配道地，如法炮制。加孔圣枕中丹二两，共研细为末。以旋覆花两，干荷叶两，大红枣三十枚，丝瓜络两，北秫米四两，煎浓汤，法丸如小梧桐子大。每日晨起空心服三钱，开水送下。

己丑立夏后拟定。

77. 苏先生　丸方　琉璃厂

上白术两（肥知母五钱炒） 云茯苓两（土炒朱拌） 法半夏五钱（粉草五钱炒） 全当归两（赤小豆两炒） 大豆黄卷五钱（焦栀皮五钱炒） 枯黄芩五钱（炒焦） 香青蒿五钱（粉丹皮五钱炒） 鲜煨姜四钱（鲜苇茎二两打） 制厚朴两 淡吴萸三钱（二味同川连三钱炒） 姜竹茹两 新会皮五钱（佛手片五钱炒） 真郁金五钱 四制香附两 玄胡索五钱（台乌药五钱打） 生熟赤芍五钱（青皮三钱炒） 小枳壳两（苦梗五钱炒） 朱连翘两 胆草炭五钱 （乌梅炭三钱炒） 绿茵陈两 焦苡米二两 焦楂炭两 香稻芽二两 生熟麦谷芽各两

上药选配道地，如法炮制。加广木香梗三钱，沉香屑二钱，酒军三钱，真辰砂三钱，食盐三钱，共研细为末。以旋覆花两，大腹皮两，方通草两，干荷叶两，大红枣二十枚，范志曲四两，北秫米四两，南花粉两，煎浓汤，法丸如小梧桐子大，滑石为衣。每日空心服四钱，开水送下。

己丑立夏后拟定。

78. 李先生　丸方　府右街

空沙参两（米炒）云茯苓两（土炒朱拌）泔苍术两（肥知母五钱炒）法半夏五钱（粉草五钱炒）全当归两（连须）真川贝两（去心）嫩白前五钱（生紫菀五钱炒）炙百部两　桑白皮两（地骨皮两打）连翘两（朱拌）甜葶苈五钱（焙）焦远志两　制厚朴五钱（二味同川连四钱炒）制乳没各五钱　甜杏仁两（去皮尖）家苏子两（白芥子五钱打）莱菔子五钱（炒研）生海石两　胡桐泪两　冬瓜子两　小枳壳五钱（苦梗五钱炒）真玉金五钱　新会皮两　焦枯芩五钱　新绛屑五钱　全瓜蒌两（薤白头两打）玫瑰花五钱（去蒂）鸡内金二两（香砂仁五钱炒）香稻芽二两（炒）薏苡米二两（炒焦）陈麦谷芽各两（炒）

上药选配道地，如法炮制。加犀黄丸三钱，真琥珀末两，真麝香五分，真沉香三钱，真辰砂五钱，黛蛤散二两，共研细为末。以旋覆花两，大红枣五十枚，丝瓜络两，干荷叶两（去蒂），糯米四两，煎浓汤。加陈海蜇头四两，鲜荸荠一斤（去皮），鲜苇茎半斤打汁，加入甜梨膏一斤，和匀，法丸如小梧桐子大，滑石为衣，晾干收好，毋受潮湿。每日空心临睡各服四钱，开水送下。如遇感冒暂停。

己丑立夏后拟定。

79. 马老太太　丸方　天桥

上白术两（土炒）云茯苓两（土炒）法半夏五钱（粉草三钱炒）生紫菀五钱（嫩白前五钱炒）全瓜蒌两

（薤白头五钱炒） 川贝母两（去毛） 制厚朴五钱 北细辛二钱（二味同川连五钱炒） 家苏子五钱（莱菔子五钱同炒研） 甜葶苈五钱（焙） 黛蛤散两（研） 生海石两（研） 小枳壳五钱（苦梗三钱炒） 新会皮五钱（水炙） 真郁金两（研） 老枇杷叶两（去毛） 香稻芽两（陈麦谷芽各两炒） 甜杏仁两（去皮尖） 鸡内金两（香砂仁三钱炒） 薏仁米两（炒焦） 冬瓜子皮（连皮） 大红枣二十枚（去核） 橘子络五钱（研） 建泻片五钱（盐水炒）

上药选配道地，如法炮制。加真琥珀末五钱，竹沥化痰丸二两，真辰砂一钱，共研细为末。以旋覆花二两，北秫米四两，鲜苇茎四两（去节），鲜煨姜二钱同煎汤拌匀，以生梨膏一斤，法丸如小梧桐子大。每日空心临睡各服三钱，开水送下。如遇感冒暂停。

己丑立夏后拟定。

80. 镜秋四哥 丸方

绵黄芪皮三两（汉防己五钱炒） 上白术两（肥知母二钱炒） 云茯苓两（连皮土炒） 法半夏五钱（生草梢三钱炒） 全当归三两（秦艽五钱炒） 制厚朴五钱（川连三钱炒） 苦杏仁五钱（去皮尖） 家苏子五钱（白芥子二钱炒） 虎胫骨一对（炙酥） 怀牛膝两（盐水炒） 败龟板两（炙酥） 焦苍术两（川柏皮三钱炒） 熟地黄两（香砂仁三钱炒松） 金锁阳两（酒炒） 新会皮五钱（水炙） 淡干姜五钱（连皮） 海桐皮两（花槟榔两炒） 四制香附七钱 （杵） 厚杜仲两（川续断两炒） 夏枯草两（蒲公英两炒） 栝蒌仁两（火麻仁两炒） 香稻芽两（陈麦谷芽各两炒） 薏仁米两（炒） 建泻片五钱（盐水炒） 威灵仙两 鹿衔草五钱 木猪苓五钱 金狗脊两（去毛） 肥玉竹两

上药选配道地，如法炮制。共研细末。加旋覆花三两（包），逍遥丸二两，丝瓜络三两，桑枝四两，共煎汤拌匀，晾干，再研细末。以炼蜜为丸，如小梧桐子大。每日空心服四钱，淡盐水送下。

81．魏太太　丸方　新帘子胡同

云茯苓两（土炒朱拌）焦白术两（焦川柏皮五钱炒）法半夏五钱（粉草五钱炒）鲜怀生地两（苦楝子五钱打）杭白芍两（枳壳两炒）全当归两（秦艽两炒）大豆卷两（汉防己两炒）焦苍术两（肥知母五钱炒）制厚朴两（川连三钱炒）生熟赤芍五钱（防风三钱炒）家苏子五钱（炒研）花槟榔两　象贝母两（去心）白鲜皮两（盐水炒）四制香附两　玄胡索五钱　生熟苡米四两　乌贼骨两（川萆薢两炒）鸡内金二两（香砂仁五钱炒）香稻芽三两（生熟麦谷芽各两炒）

上药选配道地，如法炮制。加逍遥丸二两，白蔻仁五钱，真琥珀末五钱，真辰砂三钱，明矾两，酒军五钱，食盐三钱，共研细为末。以旋覆花两，大红枣三十枚，干荷叶两，北秫米四两，范志曲四两，煎浓汤，法丸如小梧桐子大。每日晨起空心服三钱，开水送下。

已丑小满节日拟定。

附：

梅酥丸方　加消炎之味

盐梅肉　白糖　冰糖各六两

茶叶　薄荷　柿霜　麦门冬各四两

海藻　昆布各二两

研末。以盐梅水烊化，和入二糖为丸，每重一钱。每服一丸，口含咽下。

汪逢春用药特色

汪逢春一生热心中医药事业，曾任国医职业分会会长，并在天安门内西朝房设施诊所，暨医学讲习会、中药讲习所等。尤其是后者，培养了不少老药工。作为一个医生，开办诊所，讲习医术，本是题中应有之义，而涉猎药行，在当时较为罕见，难免有“舍己之田，耘人之田”之讥。实际上自古医药不分家。医生手中的药物正如将领手下的士兵，只有亲之近之，熟知其特性，才能将其投入适合的战场，而稳操胜算。

汪氏的远见卓识破除了当时医士药肆两不搭界之弊。他与西鹤年堂主人刘一峰，复泰参茸庄主人刘镜秋交谊甚笃。朋友交往之际，互相切磋交流，当是会晤时的重要话题。他还经常带领学生前去认药，并了解炮制原理：“何谓酒炒当归？何谓米炒党参？吴萸为何用黄连炙？麻黄为何用水炙？明乎此，则用药方可得心应手。”

正因对药物功效性能的熟稔掌握，使他在用药方面不拘一格，极具个性。必要时大队群伍，量重力厚，甚则汤剂、丹丸、药粉齐头并进。既有一贯凝重的风格和内在自守的规律，但又不乏轻捷灵动的招数和克敌制胜的机变。体现在治疗方面，主要有以下几个特点：①重视宣痹开郁，疏通三焦。上焦则宣通肺气，喜用旋覆花、枇杷叶、嫩前胡；中焦则健运疏化，喜用鲜藿香、鲜佩兰、厚朴、吴萸、川连；下焦则通腑泄热，淡渗分消，喜用大黄、沉香、瓜蒌、建泻、赤苓、通草。②重视调理脏腑，扶羸和中。喜用干荷叶、北秫米、范志曲、法半夏、大红枣、稻谷麦芽、薏苡米、鸡内金等振奋胃气；黄芪、党参、茯苓、白术等益气健脾；银柴胡、沙参、黄芩、玉竹等养阴清肺；杜仲、狗脊等温补肝肾。③重视活络通经，喜用当归、白芍、秦艽、桑枝、丝瓜络、络石藤等柔养和络。④病愈或接近痊愈时，喜用滋阴清肺、芳香甘和之品，为患者度身制作，配制丸膏散剂，以善后调理。

除此之外，在饮片的加工炮制，配伍组合，煎汤代水，鲜药打汁；膏丸药的粘合矫味，施药送服；以及服药方法、时间，药后禁忌等方面都有很丰富的经验。

1. 鲜药

汪先生临床善用鲜药。盖轻宣疏解药物，鲜品芳香之气较浓，化浊之力较强，且鲜品植物精汁丰富，芳香气全，先生认为暑湿及温病尤以鲜药为佳；动物当以新鲜不腐败者入药，其义亦不言而喻。

鲜煨姜：解表散寒止呕。鲜用散寒力胜，煨用止呕力强。或用鲜姜皮行水，姜汁和中开胃。

鲜芦根（去节）：清热生津，除烦止呕。去节者择去无效部分。

鲜茅根（去心节）：清热生津，凉血利尿。去心节者是去除无效部分。

鲜怀生地：清热凉血，养阴生津。鲜者凉血生津作用更强。

鲜菖蒲（九节者佳）：开窍宁神，化湿和胃。鲜品芳香化湿力胜。

鲜佩兰：醒脾解暑，宣湿化浊。鲜佩兰除陈气，作用更佳。

鲜藿香：芳香解暑，化湿和中。

鲜枇杷叶或云鲜枇杷叶（布包）：清肺化痰，和胃降逆。降逆下气宜生用，气下则火降痰顺。布包防毛戟喉。

鲜佛手：疏肝理气，和中化痰。清香而不烈，鲜品尤无伤阴之弊。

鲜藕：清热散瘀，凉血止血。生用治时气烦热，吐衄不止；熟用健脾开胃。

鲜荷叶：清暑利湿，升阳止血。鲜者馨香气清，治暑热病头昏尤妙。

鲜荷梗：清热解暑，通气行水。鲜者通气性好。

鲜西瓜翠衣：清暑解热，止渴利尿。

鲜柠檬皮：疏滞健胃，行气止痛。鲜者芳香清透。

鲜柚子皮：化痰消食，下气快膈。鲜香调气。

鲜橘皮或云鲜橘子皮（去白）：理气调中，燥湿化痰。鲜用减低其温燥之性。

鲜竹叶或鲜竹卷心：清心利尿，生津除烦。鲜品清透效良。卷心宁神清心作用较强。

鲜竹茹：清热化痰，除烦止呕。治痰热多生用，止呕多姜汁炒用。

鲜竹沥或云鲜鲜竹沥：清热滑痰，镇惊通络。

鲜金斛：养胃生津，滋阴除热。鲜品退热生津效佳。

鲜鲜金斛露：为石斛鲜茎的蒸馏液。气味清淡，善养胃阴，除虚热，安神志。用于温病后期，真阴已亏，胃热不清者。

鲜苹果（连皮去核）：生津润肺，除烦解暑，开胃醒酒。

鲜梨或鲜梨皮：梨生津润燥，清热化痰。生者清热，熟者滋阴。梨皮清心润肺，降火生津，偏于上焦。

鲜荸荠：清热除痞，化痰消积。

鲜小萝卜：消积化痰，下气宽中。鲜者止消渴行气效好。

青葱须（酒洗净）：散寒通阳，透达表里。

紫甜葡萄：补气血，强筋骨，利小便。治气血虚弱，咳嗽，心悸，盗汗，风湿痹痛，淋病，浮肿等。

新鲜海蜇头：清热化痰，消积润肠。

新鲜紫河车：补精助阳，养血益气，补肺益肾。鲜者减少其有效成分之损失。

鲜獭肝：养阴除热，宁嗽止血。

鲜猪腰：和理肾气，通利膀胱。

鲜猪胰：益肺补脾，润燥涤垢。

人乳：补血润燥，止渴除烦。

鸡子黄：滋阴润燥，养血息风。

2. 成药入煎剂或丸剂

汪氏常以成药入煎剂中煎煮或丸剂中同研为末，既可起到协同或佐使的作用，又可弥补单纯汤剂或丸剂的某些不足。饮片为主，成药为辅，有主有从，并行不悖。在处方中加入知名成药，使此成药整体的组方原则和具体药物功能主治融合到新的方子里。犹如文章与诗词歌赋中用典，将典故的事例文采融合到诗文中，使得较小的篇幅中容纳了较多的信息。一首成药成为容纳此名方的全部精华的一味新药，扩大了成药的使用范围。

见于《泊庐医案》和《丸散膏方底簿》中汤药和膏丸剂中的成药主要有：

保和丸：消食和胃，清热化积。

越鞠保和丸：扶脾开郁，化痰消食。

加味保和丸：扶脾消食，开胸快膈。

香砂六君子丸：健脾理气，消食和胃。

香砂平胃丸：消食化积，健脾和胃。

香砂养胃丸：温胃健脾，理气和中。

香砂枳术丸：消食理气，开胃进食。

木香导滞丸：消食化积，理气导滞。

橘半枳术丸：化痰消痞，健脾和中。

香连丸：清热化湿，行气止痢。

六一散：祛暑利湿，清热解毒。

益元散：清心祛暑，利湿安神。

黛蛤散：清热凉血，化痰散结。

二陈丸：燥湿化痰，理气和中。

竹沥化痰丸：清热化痰，快膈止嗽。

左金丸：清肝泻火，降逆止呕。

磁朱丸：重镇安神，潜阳明目。

逍遥丸：疏肝解郁，健脾和营。

附子理中丸：温阳祛寒，益气健脾。

六味地黄丸：滋阴壮水，补精利肾。

都气丸：滋阴补肾，纳气平喘。

知柏八味丸：滋阴降火，补肾除湿。

金匮肾气丸：温补肾阳，补精益髓。

补中益气丸：补中益气，升阳举陷。

脏连丸：清泄肠热，利湿止痢。

槐角丸：清肠疏风，凉血止血。

天王补心丹：滋阴养血，补心安神。

十灰散：凉血止血，散血行瘀。

孔圣枕中丹：宁心益智，潜镇安神。

健步虎潜丸：祛风活血，强筋壮骨。

胎产金丹：调经安胎，益精种子。

犀黄丸：解毒消痈，化痰散结，活血散瘀。

3. 特殊加工炮制施药方法与对药（组药）

汪逢春重视药物炮制，认为医生必须识药，必须明了炮制。在自己临床用药方面，无论是汤丸膏散的配制和炮炙加工方面都十分注意配伍组合，从今存《泊庐医案》和《丸散膏方底簿》（戊子——己丑年度）看，他用药十分讲究，尤其是后者，几乎每味药都注明炮炙方法和加工要求。如白术、茯苓用土炒，银柴胡用水炙或用鳖血拌炒，玫瑰花去蒂，青礞石用人乳姜汁煅末，姜竹茹炒透，泽泻、萆薢盐水炒，全当归连须醋炒等。在施药技巧方面也有一些特殊之处，如方通草、盘龙草煎汤代水，鲜金斛露冲服，吴萸研末米醋调敷足心等。

一般人都知道施今墨先生精于辨证，善于用药，擅用对药。殊不知汪逢春每以药物两味至五味同炒、同打、同研、同包、同先下、同后下，其中尤以两味药为多，亦寓对药或组药之义。其中有使气味相投药性相佐而起协同作用的，有互相消除其副作用而专取其长者，有相互作用而产生新的药效者。在书写上亦有特点，即用一药为主，另一药及加工法用小字注于其右上角；或用弧形线连接两至四味药，当中写上同用来加工的辅料药及加工方法。也有部分药，表面看似单摆浮搁，但多次反复先后接连书写，亦具对药之意。

（1）解表药

①辛温解表药

粗桂枝（当归同炒）：温经通脉，和血止痛。粗者温性较强，同炒气味相投。下同。

粗桂枝（赤芍同炒）：温经通脉，活血散瘀。

粗桂枝（秦艽同炒）：温经通脉，祛风利湿。

鲜煨姜（火麻仁同打）：温散止呕，和中润肠。鲜姜煨后增强暖胃止呕。同打使药物粉碎，便于制剂和煎服，并使二药气味相得。下同。

鲜煨姜（连皮）：温散止呕，和中利水。

鲜煨姜（鲜苇茎打）：发表散寒，清热止呕。

鲜煨姜（鲜苇茎或云甜苇茎同炒）：温散止呕，和中除烦。

鲜煨姜（川连同炒）：发表散寒，清热除湿。

紫苏叶（连梗或连枝）：发表散寒，行气宽中。

老苏梗（香橼皮炒）：宽胸利膈，理气化痰。

陈香薷（后下）：发汗散湿，和中利水。陈者杀减发汗之力，后下减少挥发油损失。

青葱须（洗净或云酒洗净）：发汗解肌，通阳散寒。张寿颐云："或连须用，欲其兼通百脉。"用酒洗温通作用更佳。

②辛凉解表药

大豆黄卷（桂枝或云粗桂枝同炒）：清利湿热，解肌通脉。

大豆黄卷（焦栀皮或焦山栀或云黑山栀同炒）：清利湿热，解肌凉血。清利上焦用栀皮，凉血止血宜炒焦。

大豆黄卷（汉防己同炒）：清利湿热，祛风退肿。

大豆黄卷（秦艽同炒）：清利湿热，祛风和络。

甘菊花（去蒂）：疏散风热，平肝明目。去除无效部分。

冬桑叶或霜桑叶（甘菊同炒）：疏散风热，清肺平肝。

香豆豉（焦山栀同炒）：疏散表邪，清热除烦。

香豆豉（鲜鲜金斛同打）：疏散表邪，滋阴除热。

牛蒡子（水炙）：疏风宣肺，解毒消肿。水炙取净，使药效易煎出。

竹柴胡（水炙）：疏肝退热，升阳解郁，即硬柴胡。水炙取净，使药效易煎出。

升麻炭：升阳散风，解毒透疹。升麻炭缓和疏散作用，治肠风下血。

绿升麻（川连同炒）：升阳解毒，清热燥湿。

薄荷细梗：疏散风热，透疹利咽。梗偏于理气。

（2）清热药

①清热泻火药

知母或云肥知母（盐水炒）：清热泻火，滋阴润燥。用盐取其味咸走肾，引药气下行。

盐知母（盐川柏炒）：清热泻火，坚阴润燥。盐炒同上。

姜炒山栀：泻火除烦，清热利湿。姜炒和中止呕。

鲜芦根或干芦根（去节）：清热生津，除烦止呕。去节者选取有效部位。

鲜芦茅根（去节或去心节）：清热生津，利尿凉血。选取有效部位。

密蒙花（酒炒）：润肝明目，祛风养血。酒制升提，使药性上达头面。

夏枯草（苦桔梗同打）：清肝散郁，宣肺祛痰。

夏枯草（蒲公英炒）：清肝解毒，消痈散结。

②清热燥湿药

枯黄芩（粉丹皮炒）：清热燥湿，凉血散瘀。

萸川连：泻火燥湿，除烦解毒。萸制可抑制其苦寒之性，使黄连寒而不滞，清气分湿热，散肝胆郁火。

盐川连：盐走肾而软坚，引药气下行。

酒川连：酒制升提，借酒力而上腾。

焦川柏（盐水炒）：清热燥湿，泻火解毒。炒焦治泄痢遗精，盐水炒入肾走下焦。

胆草炭（乌梅炭同炒）：清热燥湿，泻肝涩肠。炒炭清而不伤，且敛带浊、遗泄、崩漏、便血等。

③清热凉血药

怀生地（佛手同打）：凉血滋阴，疏肝理气。佛手辛散苦泄，防生地滋腻太过。

怀生地（淡附子同打）：滋阴养血，温补元阳。阴阳相济。

生地炭：清热凉血，养阴生津。炒炭用于止血。

鲜生地（家苏子同打）：滋阴凉血，降气消痰。苏子调气，免生地滋腻泥膈。

鲜怀生地（苏子霜炒）：同上。苏子霜降低油性，减少滑肠副作用，增强疗效。

鲜怀生地（独活炒）：滋阴养血，祛风胜湿。独活辛散温燥，生地甘寒柔腻，二者相得益彰，减轻副作用，增强疗效。

鲜怀生地（枳壳炒）：滋阴养血，行气宽中。

鲜怀生地（黑姜同打）：滋阴生津，温经止血。寒温相佐。

鲜怀生地（黑姜同炒）：同上。同炒后尤能改变药物的作用趋向，改变其偏性，使之起协同作用。后同。

鲜怀生地（苦楝打或炒）：滋阴凉血，疏肝理气。

鲜怀生地（香豆豉同打）：清热凉血，疏散宣透。

赤芍（金铃子同炒）：清肝凉血，祛瘀行气。

赤芍（青皮炒）：凉血散瘀，疏肝破气。

赤芍（枳壳同炒）：凉血散瘀，行气宽中。

赤芍（蝉衣同炒）：凉血祛瘀，疏风散热。

赤芍（黄酒浸）：凉血祛瘀，清肝泻火。黄酒浸行药势，通血脉，用于肝火上炎之目赤肿痛等。

生熟赤芍（枳壳炒）：凉血散瘀，行气宽中。赤芍生者伐肝泻火，熟者减低对胃之刺激性。下同。

生熟赤芍（枳实同炒）：凉血散瘀，破气消积。

生熟赤芍（焦山栀打）：凉血祛瘀，泻火除烦。

生熟赤芍（青皮炒）：凉血散瘀，破气消积。

生熟赤芍（防风炒）：活血通经，祛风胜湿。

生熟赤芍（淡吴萸同炒）：活血祛瘀，泄肝降逆。

京元参（盐水炒）：清热泻火，养阴解毒。盐水炒滋阴降火走肾。

粉丹皮（盐水炒）：清热凉血，活血散瘀。盐水炒软坚走肾，透阴分伏热，治下焦疾患。

粉丹皮（姜炒）：功能同上。姜制发散，增强活血散瘀之效。

④清热解毒药

净连翘（朱拌）或云朱连翘：清热解毒，镇心安神。

炒银花：清热解毒，凉血止痢。炒用缓和药性。

银花炭：炒炭用偏于止血止痢，用于热毒血痢。

忍冬藤（连花）：清热解毒，治风通络。

白鲜皮（盐水炒）：清热解毒，除湿止痒。盐水炒治下部疾患。

北秦皮（盐水炒）：清热解毒，燥湿明目。盐水炒引药涩肠止痢。

北秦皮（诃子肉炒）：清热解毒，涩肠止泻。

白头翁（水炙）：清热解毒，凉血止痢。水炙取净，缓和药性。

⑤清虚热药

银柴胡（水炙）：退热理阴，凉血除疳。水炙取净。

银柴胡（鳖血拌炒）：滋阴潜阳，退热除蒸。

银柴胡（水炙，鳖血拌炒）：参考上者。

青蒿梗：凉血退蒸，解暑截疟。

香青蒿（粉丹皮炒）：凉血退蒸，透热散瘀。

香青蒿（地骨皮炒）：凉血退蒸，清泄肺热。

嫩白薇（盐水炒）：清热凉血，利尿通淋。盐水引入下焦。

胡黄连（赤砂糖同炒）：退热除疳，清利湿热。赤砂糖和脾缓肝，温以通滞。

（3）泻下药

火麻仁（去油）：润肠通便，兼能补虚。去油减少滑肠副作用。

火麻仁（郁李仁打）：润肠通便，利水消肿。

火麻仁（瓜蒌仁打）：润燥化痰，滑肠通便。

火麻仁（枳壳炒）：润肠通便，宽中除胀。

火麻仁（松子仁同炒）：润肺止嗽，滑肠通秘。

郁李仁（布包，黄酒浸）：润肠通便，利水消肿。黄酒浸，取酒“行药势，通血脉，杀百邪恶毒”，以提高疗效。

郁李仁（黑沉香同打炒）：利大小便，温肾降逆。

酒制大黄（后下）：泻下攻积，凉血祛瘀。酒大黄泻下力弱，活血力好，并善清上部火热，因不耐热，久煎则泻下力减弱，故后下。

川军炭（后下）：泻下攻积，凉血祛瘀。军炭止血作用较好，故多用于出血证。

（4）祛风湿药

威灵仙（盐水炒）：祛风除湿，通经活络。咸走肾而软坚入骨。

威灵仙（甘松节炒）：祛风燥湿，通经止痛。

威灵仙（苍耳子炒）：祛风胜湿，通痹止痛。苍耳子炒后减低毒性。

威灵仙（秦艽炒）：散风祛湿，和血舒筋。

威灵仙（怀牛膝炒）：祛风胜湿，壮骨通经。

宣木瓜（酒炒）：舒筋活络，化湿和胃。酒炒增加温通血脉之功。

海桐皮（花槟榔炒）：祛风胜湿，行气利水。

五加皮（酒炒）：祛风胜湿，强筋壮骨。酒通百脉。

嫩桑枝（丝瓜络同炒）：祛风活络，通利关节。

络石藤（海风藤同炒）：舒筋活络，祛风除湿。

海风藤（络石藤同炒）：祛风除湿，舒筋活络。

西秦艽（赤芍同炒）：散风祛湿，活血舒筋。

虎胫骨（炙酥）：祛风定痛，强筋健骨。用酥油涂烧，咸渗骨容易脆断。

（5）芳香化湿药

鲜藿香（后下）：芳香解暑，化湿和中。后下减少药效破坏。

鲜佩兰（后下）：醒脾解暑，宣湿化浊。后下意义同上。

上上神朴（研细冲服）：行气，燥湿，消积，平喘。

制厚朴（胡黄连炒）：燥湿厚肠，除痞和中。

制厚朴（川连炒）：燥湿清热，调气行滞。

制厚朴（酒川连炒）：酒制升散，偏于中上焦为患。

制厚朴吴萸（川连炒）：燥湿散寒，开郁化滞。

制厚朴淡吴萸焦远志（川连炒）：开郁化滞，清热宁心。

制厚朴淡吴萸淡附片（川连炒）：开郁化滞，散寒止痛。川连制其温热之性。

制厚朴淡吴萸焦远志浮小麦（四味同用川连炒）：开郁化滞，安神宁心，益气除热，敛汗。

制厚朴焦远志浮小麦（三味川连炒）：宽胸快膈，清心宁神，敛汗除烦。

制厚朴北细辛（川连炒）：温肺化饮，宽胸理气。黄连制其温燥。

制厚朴北细辛焦远志（川连炒）：温肺化饮，宽胸理气，散郁祛痰。

制厚朴细辛淡附片（川连同炒）：温肺化饮，补火助阳。黄连制其温燥。

厚朴花（川连同炒）：清热化湿，行气宽胸。

香砂壳连仁（鸡内金同水炙）：温中调气，运脾消积。水炙洗净杂质，去异味腥臭。

香砂仁连壳（麸枳壳炒）：化湿行气，宽中除胀。麸炒吸附，增强健胃和中。

泔苍术（炒黄）：燥湿健脾，祛风除痹。炒黄增加健脾功能，缓和药性，泔制降低辛燥之性。

泔苍术（土炒）：土炒增强补脾止泻功能。

泔苍术（焦川柏皮炒）：燥湿健脾，清热坚阴。

焦苍术（川柏皮炒）：基本同上。

泔苍术（肥知母炒）：燥湿健脾，清热滋阴。知母牵制苍术之燥烈。

泔苍术（黑芝麻炒）：燥湿健脾，补益润燥。亦制苍术之燥。

上苍术（黑芝麻炒）：基本同上。

苍术炭：燥湿健脾，祛风除痹。炒炭吸附力强，用于寒湿吐泻等。

煨草果：燥湿散寒，除痰截疟。煨后辛散之性大减，温中健胃作用增强。

（6）利水渗湿药

方通草（煎汤代水）：淡渗利水，清热通气。气味薄而平和，故可煎汤代水。

方通草盘龙草（二味煎汤代水）：淡渗利水，清热消肿。

苡米（炒或炒焦）：利水渗湿，健脾除痹。炒用增加健脾益胃功效。

苡米（生熟各半）：生用利水渗湿，炒用健脾利湿。

建泻片（盐水炒）：利水渗湿，泄热通淋。盐水炒后能引药入肾，增强渗湿利尿作用。

建泻片（猪苓炒）：淡渗利水，泄热通淋。

猪苓（朱拌）：利水渗湿，镇心安神。

朱赤苓：利水渗湿，健脾宁心。

赤苓（建泻同炒）：利水渗湿，宁心安神。

赤苓（猪苓同炒）：利水渗湿，健脾安神。

赤苓皮（建泻同炒）：利水消肿，泄热通淋。

朱茯神（或云抱茯神朱拌）：宁心安神，健脾利湿。朱拌加强镇静宁神作用。

连皮苓（或云云茯苓连皮）：健脾渗湿，利水消肿。

云茯苓（土炒或连皮土炒）：健脾和胃，利湿安神。土炒增强补脾和中作用。

云茯苓（土炒朱拌或作土炒辰砂拌、打）：同上，并增镇静安神之效。

朱灯心（或云灯心朱拌）：利水通淋，清心除烦。

川萆薢（盐水炒）：利湿去浊，祛风除痹。盐味咸走肾，降浊力增。

川萆薢（白薇炒）：利尿通淋，祛湿降浊。

冬瓜子（连皮）：清肺化痰，利水消肿。

绿茵陈（焦山栀同炒）：利湿退黄，泻火除烦。焦栀子凉血止血效好。

地肤子（炒）：清热利水，祛风止痒。炒后寒性减。

赤小豆（焦苡米同炒）：利水消肿，健脾除痹。焦香可以醒脾开胃，故苡米用焦。

块滑石（布包）：利水通淋，清解暑热。布包利于药汁澄清。

海金沙（布包）：清热解毒，利水通淋。布包意同上。

（7）温里药

淡附片（盐水炒）：回阳救逆，助阳散寒。盐炒走肾。

淡附片（川连同炒）：补火散寒，回阳救逆。用川连牵制附子之辛热，寒热反佐。

淡附片（肥知母炒）：补火助阳，滋阴润燥。知母质润，牵制附子之热燥。

淡附片（焦川柏炒）：温肾补火，燥湿坚阴。寒热相反，药性同趋下焦。

淡附片（秋石同拌）：补火温肾，滋阴润燥。治虚劳白浊遗精。

淡附片（吴萸同炒）：温肾散寒，燥湿下气。同用于下焦寒湿，肾虚冷痛。

淡附片淡吴萸焦远志（川连同炒）：温肾散寒，宁心安神，交通心肾。寒热相制。

吴萸（川连炒）：开郁解滞，散寒止痛。以吴萸为主药，川连用量为吴萸之半，不同于左金丸，以川连制萸之温燥。

淡吴萸（盐水炒）：散寒燥湿，疏肝下气。用盐走下，治疗寒湿脚气疼痛等。

淡吴萸（赤芍同炒）：开郁解滞，清肝散瘀。

淡吴萸（胡黄连炒）：开郁解滞，燥湿除痞。

淡吴萸（枳壳同炒）：开郁解滞，行气宽中。

淡吴萸（金铃子同炒）：开郁降逆，疏肝行气。

淡吴萸（研细末，米醋调敷足心）：引火下行，治疗口舌生疮。

淡干姜淡吴萸杭白芍：温阳散寒，养血柔肝。

炮姜炭：温中止痛，温经止血。炮炭后有明显吸附止血作用。

细辛（川连同打）：散寒止痛，祛风泻火。

小茴香（炒）：祛寒止痛，理气和胃。炒香有温中快气之功。

（8）理气药

广木香梗（煨）：行气调中，燥湿止痛。生用专行气滞，煨熟实肠止泻。

广木香（香砂仁炒）：健脾化湿，温中行气。

玫瑰花（去蒂）：行气解郁、和血散瘀。净制，去除异效或无效部分。

生香附：疏肝理气，调经止痛。

四制香附或七制香附（延胡索打、炒或云延胡索醋炒透）：疏肝理气，活血止痛。《本草纲目》：香附“生用上行胸膈，外达皮肤；熟则下走肝肾，外彻腰足；炒黑则止血；得童溲浸炒则入血分补虚；盐水浸炒则入血分而润燥；青盐炒则补肾气；酒炒则行经络；醋炒则消积聚；姜汁炒则化痰饮。”

四制香附（赤芍炒）：疏肝理气，凉血行瘀。

新会皮（水炙）：理气调中，燥湿化痰。水炙取净，缓和燥性。

新会皮（佛手炒）：健脾化痰，疏肝理气。

新会皮（香橼皮炒）：健脾化痰，调中疏肝。

炙陈皮：理气调中，燥湿化痰。

法制陈皮：同上。炒后开胃，土炒健脾消食，炒炭止血。

鲜鲜橘子皮（去白）：即橘红，散寒行气，燥湿化痰。

橘子络（连叶水炙）：通络化痰，行气散结。水炙取净。

橘子络（家苏子炒）：顺气通络，下气消痰。

橘核（荔枝核炒或荔枝核同盐水炒）：散结止痛，祛寒理气。盐水炒走肾软坚。

香橼皮（佛手片同炒）：疏肝理气，和中化痰。

香橼皮（大腹皮同炒）：疏肝理气，利水消肿。

台乌药（炒）：行气止痛，温肾散寒。炒后减轻对胃的刺激，增强药效。

金铃子（盐水炒）：行气止痛，杀虫疗癣。盐水炒炙可减低毒性，缓和苦寒。

金铃子（醋炒打）：同上。醋炒后提高药物溶解度，并引药入肝。

上上落水沉香（研细末冲服）：降气温中，暖肾，止痛。

上上落水沉香末陈金汁（匀两次冲服）：降逆调中，辟秽解毒。

醋青皮：疏肝破气，消积化滞。醋炒消积聚引药入肝。

小枳壳或麸枳壳（苦梗炒）：行气宽中，宣肺祛痰。麸炒："去酷性勿伤上膈"，缓和其攻破的峻性。

小枳壳（瓜蒌皮同打）：清化热痰，理气宽胸。

枳实炭：破气消积，化痰除痞。炒炭缓和其峻烈之性，以免损伤正气。

（9）消食药

鸡内金（水炙）：运脾消食，固精止遗。水炙取净，矫正腥味。

鸡内金（炒香）：同上。炒香增加健脾开胃之效。

鸡内金（盐水炒）：同上。盐水炒软坚消积。

鸡内金（香砂仁炒）：运脾消积，宽中和胃。

香稻芽（炒）：消食和中，启脾开胃。炒用偏于消食，生用长于和中。

生熟稻芽：熟稻芽同上。生稻芽具发生之气，能助胃气上升。

焦麦芽：消食和中，疏肝回乳。生用疏肝，炒制后气味焦香，可以醒脾开胃。

陈谷芽（生熟各半）：健脾消食，和中除热。北方所用谷芽即粟芽。生用除热，炒用开胃消食。

陈麦谷芽（炒）：健脾消食，疏肝除热。炒后开胃醒脾。

香稻芽（生熟麦谷芽炒）：芳香醒脾，开胃进食，疏肝除热。

山楂炭（或云焦楂炭）：消食化积，活血散瘀。生山楂活血散瘀效好，焦山楂消化油腻肉积，并能止血。

莱菔子（炒研）：消食化积，降气化痰。炒香下气消食更佳。

莱菔子（白芥子同炒）：消食化积，豁痰理气。

范志曲（研）：即建曲。消食化滞，发散风寒。

（10）驱虫药

花槟榔（杵或捣）：消积行气，利水化湿。杵捣粉碎，可提高疗效。

花槟榔（海桐皮炒）：消积行气，祛湿杀虫。槟榔炒后消导力强。

花槟榔（使君子炒）：杀虫消积，利水化湿。

五味槟榔（玄胡炒）：行气利水，活血止痛。

五味槟榔（代赭石炒）：行气消积，重镇降逆。

大腹皮（洗净）：下气宽中，利水消肿。

贯众炭：清热解毒，杀虫，止血。经炒焦或煅炭后吸附止血作用更加明显。

使君子（炒）：杀虫消积，健胃疗疳。炒香后适口易服，小儿尤宜。

使君子（五谷虫炒焦）：杀虫消积，清热除滞。炒后矫臭。

（11）止血药

地榆炭：凉血止血，解毒敛疮。炒炭后有吸水、收敛、止血、止泻作用。

藕节炭（荷叶炭炒）：升清利湿，止血化瘀。炒炭因“红见黑止”。

炙艾炭：温经止血，调补冲任。

炙艾叶（焦枯芩炒）：温经止血，燥湿清热。黄芩制艾之温性，焦者协同止血。

大小蓟：凉血止血，散瘀消肿。

茜草炭：凉血止血，活血化瘀。炒炭收敛止血。

血余炭：止血散瘀，补血敛疮。炒炭收敛止血，加速凝血。

鲜茅根（去心节）：凉血止血，止渴利尿。

伏龙肝（煎汤代水）：温中止血，止泻止呕。

（12）活血祛瘀药

制乳没：活血止痛，消肿生肌。制后缓和药性，矫臭矫味。

延胡索（炒）：活血散瘀，理气止痛。《得配本草》："破血生用，调血炒用，行血酒炒，止血醋炒。上部酒炒，中部醋炒，下部盐水炒。"

延胡索（醋炒）：同上。醋炒又能入肝调经。

延胡索（酒炒）：同上。

延胡索（盐水炒）：同上。

延胡索（台乌打）：行气止痛，温肾散寒。

紫丹参（米炒）：活血祛瘀，清热安神。米炒润燥，利于有效成分的煎出，产生焦香气增强药物健脾益气血的作用。

紫丹参（盐水炒）：同上。盐性味咸寒，能清热，凉血，软坚散结，润燥通便。以盐水炒，能引药下行，还可缓和药性，增强滋阴降火的作用。

片姜黄（连皮洗净）：破血行气，通经疗痹。净制。

真郁金（研）：破瘀行气，清心解郁。研细利于药效煎出。

怀牛膝（盐水炒）：逐瘀通经，补益肝肾，强壮筋骨。

盐炒引药力下行。

怀牛膝（醋炒）：同上。醋炒入肝，通经，强筋骨。

怀牛膝（秦艽同炒）：通经络，益肝肾，祛风湿，清虚热。

怀牛膝（海桐皮炒）：通经络，益肝肾，祛风湿，壮筋骨。

（13）化痰止咳平喘药

①化痰药

法半夏：燥湿化痰，降逆消痞。法半夏能降低或消除半夏生品的毒性。

法半夏（盐水炒）：同上。盐水炒能软坚散结。

法半夏（川连同打）：燥湿化痰，清热开痞。

法半夏（川连炒）：同上。

法半夏（姜川连同炒）：燥湿化痰，清热止呕，开痞散结。

法半夏（胡黄连同炒）：燥湿化痰，退热除蒸。

法半夏（生草梢或粉草或炙甘草、炙黑甘草炒）：燥湿化痰，润肺止咳，健脾益气，缓和药性。炙草润肺。

戈半夏（先煎）：燥湿化痰，降逆止喘。戈半夏性温燥，善治寒湿痰上壅气喘。先煎降低其燥热之性。

仙露半夏（炙甘草同打或炙黑甘草炒）：清痰开郁，行气理痹。仙半夏即半夏用甘草、薄荷等药汁浸渍，性较平和。用炙甘草同打或同炒则健脾益气，尤能缓和药性。

仙露半夏（萸川连同炒）；清痰开郁，燥湿降逆。

水炒竹茹：清热化痰，除烦止呕。水炒便于药性煎出。

青竹茹或云淡竹茹（姜汁炒）：清热化痰，和中止呕。姜炒缓和竹茹微寒之性，增强温中化痰止呕之效。

姜竹茹（佛手炒）：清热化痰，和中理气。

全瓜蒌（薤白炒）：通阳豁痰，宽胸理气。

全瓜蒌（火麻仁打）：理气导滞，润肠通便。

全瓜蒌（沉香屑同打）：理气导滞，降逆调中。

全瓜蒌（苏子霜同打）：降气消痰，止咳平喘。

全瓜蒌（风化硝同打或同炒）：泻热通便，润燥软坚。

全瓜蒌（枳实同打或同炒）：理气导滞，润燥通便。

全瓜蒌（苦楝子同打）：理气宽胸，行滞止痛。

全瓜蒌（鲜煨姜同打烂）：清热化痰，散寒止咳。

瓜蒌皮（枳壳同打或同炒）：理气宽胸，除胀散痞。

瓜蒌皮（枳实同打）：理气宽胸，消积除痞。

瓜蒌仁（火麻仁炒）：润燥化痰，滑肠通便。

川贝母（或云真川贝去心）：清热化痰，润肺止咳。“抽心者除烦。”

川贝母（去心炒黄）：同上。炒黄后有健脾作用，可以补土生金。

川贝母（去毛）：清热化痰，润肺止咳。除去须根、粗皮及泥沙，净制入药。

川贝母（去心秋石拌炒）：清热化痰，滋阴除蒸。“秋石制，抑阳而养阴”（清·张仲岩《修事指南》）。

象贝母（去心）：清热化痰，开郁散结。

嫩白前（水炙）：祛痰止咳，降气平喘。水炙取净。

嫩白前（桑白皮炒）：祛痰止咳，泻肺平喘。

嫩白前（生紫菀炒）：祛痰止咳，润肺下气。

嫩白前（炙百部炒）：祛痰止咳，润肺杀虫。

嫩前胡（桑白皮炒）：宣降祛痰，泻肺止咳。

嫩前胡（大豆卷同炒）：宣降祛痰，解表利湿。

嫩前胡（香青蒿同炒）：宣降祛痰，透热除蒸。

嫩前胡（麻黄同炒）：发汗平喘，祛痰止咳。

嫩前胡（麻黄汤煎透去麻黄）：发汗平喘，祛痰止咳。

嫩前胡（葛花同炒）：宣降祛痰，解酒生津。

生海石（杵捣或云研细）：清肺化痰，软坚散结。使药物粉碎，便于制剂。

生海石（青黛拌匀或云拌炒）：清肺化痰，凉血泄肝。

旋覆花（研）：下气行水，消痰降逆。研后便于制剂。

旋覆花（布包）：同上。包煎防毛戟喉。

海藻（昆布炒）：消痰软坚，利水消肿。二者相须为用。

陈胆星：清热化痰，息风定惊。南星用胆汁制后，去其燥烈之性，并能清热。年久者为佳。

陈胆星（姜汁炒）：清热化痰，熄风定惊。生姜能降低南星的毒性，增强其散寒止咳，燥湿化痰之效。

陈胆星（全蝎炒）：清热化痰，熄风止痉。

青礞石（人乳姜汁煅末）：下气消痰，润肺滋肝。乳汁清肺除烦，滋肝润燥；姜汁制其烈性。

苦桔梗（枳实同炒）：宣肺排脓，化痰除痞。

白芥子（焙）：温肺豁痰，散结通络。焙后减弱刺激性，提高药效并能健胃。

鲜鲜竹沥加生姜汁：清热滑痰，散寒止咳。

②止咳平喘药

生紫菀（水炙）：润肺下气，消痰止咳。水炙取净，利于药性煎出。

生紫菀（嫩白前炒）：润肺下气，祛痰止咳。

生紫菀（水炙枯黄芩炒）：润肺下气，清热泄肺。

家苏子（炒研）：降气消痰，止咳润肠。炒研后利于煎制，减轻发散之性。

家苏子（白芥子打或炒）：止咳平喘，温肺豁痰。

家苏子（莱菔子同打或同炒或同炒研）：止咳平喘，消食化痰。

苏子霜：降气消痰，止咳平喘。制霜减轻滑肠。

苦杏仁（去皮尖）：散风止咳，润肠通便。传统认为皮尖中有毒。

甜杏仁（去皮尖）：补虚润燥，止咳平喘。去皮尖同上。

桑白皮（水炙）：泻肺平喘，利水消肿。水炙取净，缓和寒泻，“利水生用”。

桑白皮（地骨皮打）：泻肺平喘，清热退蒸。

桑白皮（炙百部炒）：泻肺平喘，甘润止咳。

桑白皮（嫩白前炒）：泻肺平喘，祛痰止咳。

桑白皮（香橼皮同炒）：泻肺平喘，和中化痰。

鲜枇杷叶（布包）：化痰止咳，和胃降逆。鲜者气全，布包防毛棘喉。《本草纲目》：“枇杷叶，治肺胃之病，大都取其下气之功耳。气下则火降痰顺，而逆者不逆，呕者不呕，渴者不渴，咳者不咳矣”。枇杷叶，旋覆花（或云旋覆花）为汪逢春喜用、善用、独具心得之要药。

老枇杷叶（去毛）：参考上者。

银杏肉（去壳）：敛肺平喘，收涩止带。果皮作用与仁相反，故炮制时去壳。

甜葶苈（焙）：泻肺平喘，利水消肿。焙后便于有效成分保留和煎出。

甜葶苈（大枣同包）：泻肺平喘，利水和中。大枣缓和葶苈峻性。

款冬花（水炙）：润肺下气，止咳化痰。水炙利于药效保持和吸收。

百部根（水炙）：润肺止咳，灭虱杀虫。水炙取净并能减低副作用，缓和药性。

（14）安神药

酸枣仁（炒黑或云炙黑）：养心安神，敛汗生津。传统认为“睡多，生用；不得睡，炒熟。”

枣仁（川连同炒）：养心安神，清热除烦。

酸枣仁（柏子仁炒）：养心安神，敛汗润燥。

朱茯神：宁心安神，清热定惊。

柏子仁（新者去尽油）：养心安神，润燥止汗。去油缓和滑肠。

柏子仁（新者莲心炒）：宁心安神，清热除烦。

合欢皮（研）：安神解郁，活血消肿。研碎利于煎制。

真龙骨或云苍龙骨（炙酥）：镇惊安神，平肝收涩。炙酥后便于粉碎加工，增强收敛作用。

真龙骨或云苍龙骨（炙龟板或云败龟板炒）：镇静安神，滋阴潜阳。

远志肉或云焦远志（广木香同打或木香梗炒）：安神益志，行气调中。远志去心目的在于去除质次部分，传统认为远志心使人烦闷。炒焦后降低副作用，增加疗效。木香用梗谓通气力胜。

远志肉或云焦远志（川连同炒）：安神益志，清心除烦。

焦远志（焦枯芩炒）：安神益智，清热除烦。

焦远志黑枣仁（川连炒）：养心安神，益智除烦。

焦远志制厚朴（川连炒）：安神益智，开郁理气，清热除烦。

焦远志浮小麦（川连炒）：安神益智，敛汗养心，清热除烦。

焦远志浮小麦黑枣仁（川连炒）：安神益智，敛汗养心，清热除烦，敛汗催眠。

焦远志浮小麦制厚朴（川连炒）：安神益智，敛汗养心，开郁理气，清热利湿。

焦远志淮小麦制厚朴（川连炒）：安神益智，益气养心，开郁理气，清热除烦。

焦远志淮小麦酸枣仁（川连炒）：安神益智，益气养心，敛汗催眠，清热除烦。

焦远志北细辛浮小麦制厚朴（川连或云姜川连炒）：安神益智，散寒通痹，益气敛汗，开郁理气，清热除烦。

（15）平肝熄风药

明天麻（三角胡麻炒）：平肝熄风，益精潜阳。

料豆衣（黑者或黑者佳盐水炒）：养血平肝，滋阴清热。黑入肾，盐水炒主下焦。

料豆衣（扁豆衣炒）：滋阴清热，健脾化湿。

料豆衣（台乌炒）：养血平肝，温肾散寒。

真珠母（杵煅）：平肝潜阳，清心明目。真珠母煅后易粉碎，定惊止血作用增强。

真珠母（朱拌）：平肝潜阳，镇心安神。

真珠母（赭石同打）：平肝潜阳，重镇降逆。

生牡蛎（苍龙齿炙酥）：益阴潜阳，重镇安神。炙酥后易粉碎，收敛、固脱、制酸、止血等作用增强。

生牡蛎（龙齿打）：平肝潜阳，镇静安神。

生牡蛎（灵磁石同打研）：益阴潜阳，镇心安神，聪耳明目。

生牡蛎（玉蝴蝶炒）；益阴潜阳，清肺利咽。

白蒺藜（去刺）：祛风行气，疏肝明目。去刺为去除无效或异效部位，去刺的同时使果皮爆裂，有效成分易于煎出。

干地龙（研）：清肺平喘，熄风通络。研后易使药性煎出。

代赭石（醋煅）：平肝潜阳，重镇凉血。醋煅易于粉碎，且入肝收敛，止血补血。

紫贝齿（先煎）：清热平肝，镇惊安神。质地坚硬，故宜碾碎后先煎。

嫩勾勾（后下）：熄风止痉，清热平肝。钩藤不耐久热，煮沸 20 分钟以上有效成分会被部分破坏，故宜后下。

生石决（先煎）：平肝潜阳，除热明目。质地坚实，故宜碾碎后先煎。

（16）开窍药

真麝香：开窍醒神，活血散瘀，止痛催产。本品质优量少，以手捻之有柔软感，不顶手粘手，不结块，放手后仍松散成末，有强烈特异香味黑褐色为真品。

鲜菖蒲（或云石菖蒲九节者佳洗净后下）：开窍宁神，化湿和胃。热病神昏当用鲜菖蒲，祛湿和胃宜用石菖蒲。后下则芳香开窍力全。

（17）补益药

①补气药

潞党参（米炒）：补中益气，生津养血。米炒减弱腻滞，缓和燥性，使药物酥脆，并产生焦香气，增强党参的健脾作用。

潞党参（枳壳同炒）：补中益气，行气宽中，升阳举陷。

潞党参（枳壳白米炒）；参考上二者。

潞党参（枳壳白米同炒）饴糖（以上二味煎汤代水）：补中益气，缓急除胀，润肺升阳。

老箭芪（水炙）：补气升阳，益卫固表，托疮生肌，利水退肿。水炙取净，利于有效成分煎出。

棉黄芪（蜜炙）：同上。蜜炙能增加温补润肺的作用。

老箭芪（汉防己炒）：补气升阳，利水祛湿。

上黄芪（防风同炒）：益卫固表，散风胜湿。

绵黄芪皮（汉防己同打或同炒）：益卫固表，利水退肿。

绵黄芪皮（防风同炒）：益卫固表，散风利水。

上白术（土炒或云土炒透）：补气健脾，燥湿利水，止汗安胎。白术经土炒后，有增强健脾和胃，止呕止泻及制酸的作用。

土炒白术皮或云连皮土炒：补气健脾，利水退肿。

上白术（川柏皮炒）：补气健脾，清热燥湿。

焦白术（焦川柏皮炒）：同上。炒焦增加健脾开胃之功。

上白术（肥知母炒）：补气健脾，滋阴润燥。

上白术（盐知柏炒）：补气健脾，滋阴清热。盐水炒引入下焦。

野于术（土炒）：补脾益气力较白术为佳，土炒尤胜。

生甜冬术（炒或土炒）：冬采者习称冬术，品质较好。

生西洋参（连皮另研）：补气养阴，清火生津。研细易于配制、煎出。

生西洋参（连皮米炒）：同上。米炒使药酥脆，并健脾。

怀山药（生用）：益气养阴，补脾肺肾。“入滋阴药中宜生用。”

怀山药（土炒）：同上。“入脾胃土炒。”

大红枣（连核）：补中益气，养血安神。

大红枣（去核）：同上。除去非药用部位。

陈廪米（或白米炒焦煎汤代水）：补中益气，健脾和胃。

陈廪米鲜苹果一个连皮去核（二味煎汤代水）：健脾和胃，除烦解渴。

扁豆衣（炒）：健脾化湿，清暑解酒。健脾化湿力比扁豆弱，炒后增强此作用。

炙黑甘草（或云粉甘草炙黑）：补脾益气，润肺止咳。蜜炙后增强补脾益气的作用。

炙甘草（法半夏炒）：补脾益气，燥湿化痰。

甘草梢：清热解毒，缓急止痛。梢止痛好。

②补阳药

厚杜仲（盐水炒）：温补肝肾，强壮筋骨，安胎。“补腰肾盐水炒”（《得配本草》）。

厚杜仲（川续断炒）：温补肝肾，强腰壮骨。

川续断（盐水炒）：温补肝肾，强壮筋骨，安胎续伤。盐水炒增强补肝肾之功。

川续断（杜仲炒）：温补肝肾，壮骨续伤。同样两味药因主次不同，用量不同，其组合意义也略有不同。

金狗脊（去毛）：补肝肾，强腰膝，祛风湿。去毛者，去除异效部位，便于药汁滤出。

金狗脊（去毛，新会皮同打或同炒）：温补肝肾，燥湿调中。

金狗脊（去毛，玉蝴蝶炒）：温补肝肾，清肺利咽。

胡桃肉（焙）：补肾温肺，润肠通便。焙后减缓滑肠。

胡桃肉（连紫衣）：同上。紫衣色黑入肾。

紫衣胡桃肉（黑沉香同打）：补肾纳气，温肺润肠。

补骨脂（盐水炒）：补肾壮阳，固精缩尿，温脾止泻。

"暖上焦，酒炒蒸；暖肾，盐水炒"（《得配本草》）。

补骨脂（沙蒺藜同炒）：补肾固精，养肝明目。

沙蒺藜（酒炒）：补肾固涩，养肝明目。"酒蒸捣用"（《本经逢原》），能升提药力，通经活络。

金锁阳（酒炒）：补肾助阳，润肠通便。"取坚而肥者，烧酒浸七次，焙七次"。酒炒增加温通之力。

③补血药

全当归（连皮去须或连须或连须去芦）：补血活血，止痛润肠。补血用归身，破血用归须，和血用全当归。或云归头止血，去芦者去除异效部分。

全当归（酒炒）：同上。酒炒增强活血通络的作用。

全当归（醋炒）：同上。醋炒收敛，入吐衄崩下药中。

全当归（秦艽炒或云秦艽酒炒，秦艽醋炒）：活血养血，祛湿通络。酒炒醋炒见前。

全当归（赤小豆炒）：活血止痛，利水消肿。

全当归（羌活炒）：补血活血，蠲痹祛风。

熟干地黄（选大者）：养血滋阴，补精益髓。

大熟地（香砂仁同打或炒松）：滋阴补精，温中养血。砂仁制熟地黏腻碍胃。

何首乌（连藤）：滋补肝肾，安神通络。

何首乌（料豆衣炒）：滋补肝肾，养血平肝。

何首乌（威灵仙炒）：滋阴养血，祛风通络。

首乌藤（连皮或云连藤皮）：养心安神，通络祛风。

首乌藤（料豆衣打或炒）：养心安神，平肝通络。

杭白芍（炒）：养血敛阴，柔肝止痛。炒后缓和药性："伐肝生用，补肝炒用，后重生用，血溢醋炒"（《得配本草》）。

杭白芍（枳壳炒）：养血柔肝，行气宽中。

杭白芍（青皮炒）：养血柔肝，破气散结。

杭白芍（桂枝炒）：解表通阳，养血敛阴。

杭白芍（香橼皮炒）：养血柔肝，理气化痰。

杭白芍（首乌炒）：养血柔肝，滋肾益精。

杭白芍（全蝎炒）：养血柔肝，息风通络。

杭白芍（真伽楠香同炒或同酒炒）：养血柔肝，理气通窍。酒炒温通力胜。

淡阿胶（或云清阿胶）：补血止血，滋阴润肺。

清阿胶（蛤粉炒珠）：同上。止血宜蒲黄炒，润肺宜蛤粉炒。并可除去阿胶之腥臭味，不腻膈，不粘锅，减轻刺激，增强药性。

深黄连衣桂圆（去核）：补益心脾，养血安神。选择优质品，去除无效或异效部分，提高药效。

④补阴药

苋麦冬（去心米炒朱拌）：养阴生津，镇心安神。去除质次部分。米炒减少腻滞，增加健脾益气之效。去心除烦。

天麦门冬（去心米炒）：滋阴润燥，清肺生津。米炒同上。

肥玉竹（米炒）：滋阴润肺，养胃生津。米炒参上。

肥玉竹（盐水炒）：同上。盐水炒润燥。

黑芝麻（桑叶或云霜桑叶同炒）：补益精血，养肝明目。

黑芝麻（料豆衣炒）：补益精血，润燥清热。

败龟板（炙酥）：滋阴潜阳，益肾健骨。炙酥后便于粉碎，利于有效成分煎出。

败枯鳖甲（炙透或云炙酥）：滋阴潜阳，软坚散结。炙酥同上。

甘枸杞（甘菊同打）：滋补肝肾，散风明目。

制女贞（旱莲草炒）：益肾除虚，凉血止血。

旱莲草（女贞子同炒）：滋阴凉血，明目除虚。

鲜金斛或细枝川斛（先煎）：养胃生津，滋阴除热。先煎原理不明。

鲜鲜金斛露（匀两次冲入药内）：同上。鲜露芳香轻清，辛凉甘淡，有清透气分暑热，兼能生津解渴之功。

耳环石斛（煎汤代茶）：同上。耳环石斛生津而不寒凉，可以代茶。

鲜金斛（家苏子同打或同炒或苏子霜同炒）：滋阴除热，降气消痰。苏子理气石斛滋阴，相得益彰，用霜减轻滑肠。

鲜金斛（香豆豉同炒或同打）：滋阴除热，宣散表邪。

南沙参或云空沙参（米炒）：清肺养阴，益胃生津。米炒增加益气健脾作用。

南沙参（枳壳同炒）：清肺益胃，行气宽中。

空沙参（紫丹参炒）：清肺益胃，活血祛瘀。

南沙参苋麦冬（去心）肥玉竹（三味同用米炒透）：滋阴清肺，益胃安神。

（18）收涩药

五味子（或云北五味焙）：敛肺安神，涩精止汗，滋肾。焙者，“入补药熟用，入嗽药生用”（《本草述》）。

北五味（煨）：同上。

乌贼骨（洗净）：止血，固精，制酸，敛疮。洗净去腥味。

乌贼骨（炒打）；同上。使质地酥脆，易于粉碎。

乌贼骨（洗净，川萆薢炒）：收敛止带，利湿祛浊。

金樱子（盐水炒）：固经缩尿，涩肠止泻。盐水炒走肾。

建莲肉（炒焦）：补脾止泻，益肾固精。炒焦健运力胜。

建莲须：清心固肾，涩精止血。

莲子心：清心除热，止血涩精。

浮小麦（川连炒）：清心泻火，益气止汗。

淮小麦（川连炒）：清热泻火，养心除烦。

诃子肉：敛肺涩肠，利咽下气。

刺猬皮（炒）：固精缩尿，止血化瘀。炒后去除腥味，易于粉碎、吸收，增强收敛止血之功。

乌梅炭：敛肺涩肠，安蛔止血。炒炭收涩止血力好。

御米壳（炒）：敛肺止咳，涩肠止痛。炒后收敛正泻效增。

山萸肉（盐水炒）：补益肝肾，收敛固脱。盐走入肾。

鲜荷叶（或干荷叶）：清暑利湿，升阳止血。鲜者芳香气清。

鲜荷梗：清热解暑，通气行水。鲜者通气性好。

干荷叶（去蒂）：清暑利湿，升阳止血。荷叶蒂能安胎、止崩，功用略异且味厚胜于他处，去之则使药性缓和。

荷叶炭（藕节炭炒）：清暑升阳，收敛止血。炒炭意在增加吸附收敛作用。

（19）外用药

生明矾（白水送）：涩肠止泻，解毒杀虫，燥湿止血。《本草从新》："生用解毒，煅用生肌"。

丝瓜络：解毒化痰，通络祛风。

丝瓜络（桑枝炒）：祛风通络，舒筋止痛。

生瓦楞壳（先煎）：制酸消痰，软坚化瘀。先煎利于药性煎出。消痰散结宜生用，制酸止痛宜煅用。

4. 药粉冲服或入胶囊

汪逢春在诊治患者时，喜将某些贵重药品如犀、羚、鹿茸，某些含有芳香成分的药品如沉香、白蔻仁，某些对胃有刺激性的药品如白矾、食盐，某些不宜煎煮的药品如朱砂、琥珀，某些具腥臭气味的药物如紫河车、狗宝、薤白，某些峻猛药物如芦荟、大黄，某些小的散丹粉剂，如太乙玉枢丹等装入小胶囊，以汤剂送服，起到缓和药性，减少副作用，充分发挥药效等作用，这在当时是比较有特色的。这些药物除单味药外，那些两至三种组合在一起的药品每每多次重复，共研细末后装入胶囊，因而亦具有对药或组药的意义。其常见组合如下：

太乙玉枢丹　香犀角

太乙玉枢丹　酒制大黄

太乙玉枢丹　白蔻仁

太乙玉枢丹　白蔻仁　羚羊角尖

太乙玉枢丹　白蔻仁　酒军

太乙玉枢丹　羚羊角尖　食盐

生熟大黄

上上制厚朴（或云上上神朴）　酒军

白蔻仁　酒军

白蔻仁　生熟大黄

落水沉香　酒军

落水沉香　酒军　羚羊角

上上落水沉香末　洋芦荟末

上上落水沉香末　真琥珀末

上上落水沉香　上上神朴　酒军

羚羊角　酒军

明矾　真郁金

煨姜　佛手

香犀角　白蔻仁

犀香角　真郁金

犀香角　羚羊角

鹿角霜　秋石

真鹿茸　紫油桂

狗宝　戈制半夏

犀黄丸　酒军

犀黄丸　风化硝

上上小川连　淡干姜

上上紫油肉桂　上上川连　淡干姜

香犀角　紫雪丹

香犀角　牛黄抱龙丸

香犀角　琥珀抱龙丸

象贝母（去心）　琥珀抱龙丸

朱连翘　神犀丹　紫雪丹

5. 同包、同先下、同后下（药物相同，先后次序不同者合并之）

汤药处方中，每用两至三种药品（或成药）同布包，同先下，同后下，其中也考虑到药物的协同作用，因而也是汪氏对药（组药）内容之一。先下多为质重，不易煎出药性者；后下多为鲜药或不耐煎煮者；布包多为戟喉，刺激消化道者，或为便于滤清药汁。具体配合如下：

鲜佩兰　鲜藿香（同后下）

鲜佩兰　鲜菖蒲（同后下）

鲜佩兰　鲜藿香　鲜菖蒲（三味同后下）

陈香薷　鲜佩兰　鲜藿香（三味同后下）
酒川军　风化硝（同后下）
生海石　生蛤壳（同先煎）
生海蛤壳　生敲瓦楞壳（二味打先煎）
紫石英　生牡蛎（先煎）
生牡蛎　生海石（包煎）
紫贝齿　生海石（同先煎）
紫贝齿　生海石（同先煎）
紫贝齿　珍珠母（同先煎）
紫贝齿　九孔石决明（同先煎）
鲜荷叶　益元散（同包刺）
鲜荷叶　鸡鸣散（包刺）
六一散　保和丸（布包）
益元散　粳米（布包）
旋覆花　香砂平胃丸（布包）
旋覆花　代赭石（同布包）
旋覆花　代赭石　附子理中丸（同布包）
旋覆花　金匮肾气丸（同布包）
旋覆花　越鞠保和丸（同布包）
旋覆花　逍遥丸（同包）
旋覆花　逍遥丸　鲜枇杷叶（三味同布包）
旋覆花　橘半枳术丸　鲜枇杷叶（三味同布包）
旋覆花　肾气丸　半夏曲（同布包）
旋覆花　北秫米　范志曲（同布包）
旋覆花　鲜枇杷叶　木香导滞丸（三味同布包）
旋覆花　鲜枇杷叶　逍遥丸（三味同布包）
旋覆花　鲜枇杷叶　代赭石（三味同布包）

旋覆花　鲜枇杷叶　左金丸（三味同布包）
旋覆花　鲜枇杷叶（同包）
旋覆花　北秫米（同包）
鲜枇杷叶　莱菔子（布包）
鲜枇杷叶　保和丸　莱菔子（三味布包）
鲜枇杷叶　保和丸　南花粉（同布包）
鲜枇杷叶　旋覆花　香砂平胃丸（三味同布包）
鲜枇杷叶　香砂枳术丸　南花粉（三味同布包）
鲜枇杷叶　越鞠保和丸（同布包）
鲜枇杷叶　保和丸（同布包）
鲜枇杷叶　块滑石（布包）
鲜枇杷叶　保和丸　块滑石（同布包）
鲜枇杷叶　保和丸　益元散（三味同布包）
鲜枇杷叶　金沸草（同布包）
鲜枇杷叶　金沸草　保和丸（三味同布包）
鲜枇杷叶　加味保和丸（同布包）
鲜枇杷叶　莱菔子（同包）
鲜枇杷叶　二陈丸（同包）
鲜枇杷叶　晚蚕砂（布包）
鲜枇杷叶　晚蚕砂　竹沥化痰丸（三味同布包）
鲜枇杷叶　北秫米（布包）
鲜枇杷叶　保和丸　海金沙（布包）
鲜枇杷叶　香砂枳术丸（布包）
鲜枇杷叶（或老枇杷叶）黛蛤散（布包）
鲜枇杷叶　黛蛤散　保和丸（三味同布包）
鲜枇杷叶　黛蛤散　香砂枳术丸（三味同布包）
鲜枇杷叶　左金丸（布包）

鲜枇杷叶　越鞠保和丸　沉香曲（三味同布包）
鲜枇杷叶　越鞠保和丸　旋覆花（同布包）
鲜枇杷叶　旋覆花　木香导滞丸（三味同布包）
鲜枇杷叶　款冬花　橘半枳术丸（三味同布包）
黛蛤散　保和丸（布包）
黛蛤散　鲜枇杷叶（同包）
香砂六君子丸　范志曲（同布包）
香砂六君子丸　范志曲　北秫米（同布包）
香砂枳术丸　范志曲（布包）
香砂枳术丸　范志曲　南花粉（三味同布包）
香连丸　范志曲（布包）
香砂枳术丸　南花粉（布包）
香砂枳术丸　鲜枇杷叶　块滑石（三味同布包）
香砂平胃丸　鲜枇杷叶（同布包）
香砂枳术丸　范志曲（布包）
香砂六君子丸　款冬花（布包）
香砂六君子丸　款冬花　霞天曲（布包）
北秫米　款冬花（包）
香砂六君子丸　霞天曲（布包）
香砂六君子丸　半夏曲（布包）
香砂养胃丸　鲜枇杷叶　北秫米（三味同布包）
老枇杷叶　黛蛤散　北秫米（同布包）
款冬花　香砂枳术丸（布包）
款冬花　黛蛤散（布包）
保和丸　块滑石　统车前（布包）
块滑石　保和丸（布包）
块滑石　海金沙（布包）

甜葶苈　大红枣（同包）
竹沥化痰丸　沉香曲（布包）
晚蚕砂　磁朱丸（布包）
补中益气丸　霞天曲（布包）
橘半枳术丸　款冬花（布包）
陈莱菔英　鲜枇杷叶（布包）
莱菔英　鲜枇杷叶　保和丸（布包）
陈莱菔英　鲜鲜枇杷叶　加味保和丸（三味同布包）
赤苓　建泻（同布包）
附：在膏药处方中：
清阿胶　龟板胶（收膏时烊入）
清阿胶　龟板胶　鹿角胶（三味同收膏时烊入）

汪逢春的师承渊源史料

汪逢春自幼在家攻读儒书，十岁即随吴中（今苏州）名医艾步蟾先生习岐黄。关于这位艾老夫子，目前没有搜集到更多的资料，只知道他是一位医术很高深的老先生。汪逢春在他督导下："焚膏继晷，三更不辍"。打下了深厚的医学根底，并进一步精究医理，博览群籍。

汪氏二十二岁来京后，一度任小京官，并师从福建力钧门下。关于力钧，《中医人物辞典》有收载，略谓：力钧字轩举，号医阮，永福（今福建永泰）人，光绪年间举人。儒而习医，曾取校何（柯）为良所译著之《全体阐释》，比较中外医论异同，纂《内经·难经经释》及《骨论》。对于医学研究主张中西医学理“宜兼求并进，不可偏执”。曾历游新加坡、日本、德国、法国、意大利、俄国、瑞士、奥地利等国，尤注意访问医院医校。1903年为商部主事，医名满京都，曾为慈禧太后及光绪帝治病。归里时，福州鼠疫流行，以大青汤治之取效，辑有《庚寅医案》（1890年）、辛卯医案（为1891年在新加坡之治验）。又辑有《难经经释补》《日本医学调查记》《历代医籍存佚考》等。卒年七十，子嘉禾、树萱均曾留学国外习医。

按力氏为两宫治病见于著述的共有两次。第一次为光绪三十二年丙午（1906年）闰四月至五月，疗效颇好。第二次为光绪三十四年戊申（1908年）七月至八月。此时距光绪病逝只有三个月，已是积重难返，或许是病重药轻，或许是药不对路，总之效果不是很理想。据杜钟骏《德宗请脉记》且有光绪帝认为“力钧请吃葡萄酒、牛肉汁、鸡汁尤为不对”的评语。

现将绍重所藏汪逢春为力钧《崇陵病案》（光绪三十二年未刊稿）所写序言及该书卷三之附录一，“慈禧皇太后感寒化热方案”；附录二，“记事”；附录四，“王公大臣治验录”标点录出（附录三是往返函件）。一以见汪先生之文采；二可以看出汪氏在喜用花果鲜药以及荷叶神曲等振奋胃气之品，柴胡大黄等疏导之品方面，与力钧的渊源（治光绪即以荷叶煎神曲取胜，治慈禧即以柴胡大黄取胜，在该《病案》中只点出此药名，当是因方小而另书）；三也是宝贵的治疗经验和有兴味的医史资料。

1. 崇陵病案序

昔贤谓上医医国，窃尝就其言而深思之，则业师力公轩举可以当之矣。夫子闽中望族，幼耽《诗》《礼》，长嗜医经。其文则笔健麒麟，才雄鹦鹉；其医则追踪葛氏，独擅桐君。又复叩钟必应，振铎长宣。是以公门桃李，济济祁祁；药笼参苓，为模为范。光绪季年服官商部，政声医誉，并重于时。会德宗抑郁成疾，庆邸与瞿相交章荐举，乃施《肘后》之奇才，竟获刀圭之屡验。于是恩颁雕锦，宠撤金莲，誉等僧垣，名齐郭玉。无如宫廷倾轧，应付为艰，不得不神武挂冠，鉴湖乞骨。德宗崩逝，清社渐屋。夫德宗，有清之明主也，其难其慎，时时勤宵旰之忧；无怠无荒，事事切咨儆之虑。设使变政成功，何尝不可与明治彼得后先媲美。及其抑郁成疾也，若能依夫子之主张，补偏救弊，以德宗之聪明睿智，安知不再竟戊戌前功，早跻富强之列。则夫子丰功伟绩，距非上医医国者乎。甲申夏，俶南学长以崇陵病案见示，商付剞劂，书中所载，皆奏事处传钞及医治方案，附录诸章尤多宫廷轶事。如阉官骄横，宫廷党锢，皆罕传之秘。以之垂戒，几如有北之投；以之记奸，无殊九鼎之铸。其功固不异南史抱简于齐，里革奋笔于鲁也。岂仅医疗方案已哉。谨为校订，俾寿梨枣。

乙酉新秋受业吴门汪逢春拜识

2. 崇陵病案卷三

①附录一　慈禧皇太后感寒化热方案

树屏谨案：丙午（光绪三十二年）闰四月初三日，轩举先生遵旨与陆凤石（重按：即工部尚书陆润庠）相国入内为德宗诊病。辰刻至军机处，巳刻军机大臣由宫门出，传谕先请皇太后脉。以下即所开之方案也。

闰四月初三日臣陆润庠力钧请得皇太后六脉皆实，左关稍弦，右寸关弦大，重按有力，根底深厚，确为寿征。惟近日感寒化热，稍觉头晕口干。谨拟凉解清热之剂，以期速愈。

金银花二钱，天花粉三钱，山栀壳一钱，连翘去心一钱二分，鲜桑叶一钱，生枳壳一钱，粉丹皮一钱五分。

引用鲜玫瑰花二朵。

闰四月初四日臣陆润庠力钧请得皇太后脉息左关弦象较平，右寸关仍觉微弦大。头晕见轻，口渴未止，谨再拟凉解以清余热。

金银花二钱，天花粉三钱，连翘去心二钱，霜桑叶三钱，杭菊花一钱，枳壳一钱，生甘草二分。

引用玫瑰花二朵。

闰四月初五日臣陆润庠力钧请得皇太后脉息平和，头晕口渴均愈。拟照前方再服一剂。

五月十六日臣力钧请得皇太后脉象左关弦，右关微滑。病由肝旺胃实，兼有湿气阻滞，不易运化，饮食不香。拟用开胃和肝之法调理。

制川朴一钱，化橘红一钱，焦麦芽三钱，炒枳壳二钱，生山栀二钱，川贝母二钱，炒丹皮二钱，片槟榔二钱，炒苡仁二钱。

②附录二　记事

四月二十八日到承泽园谒见庆亲王，备述圣躬欠安，病势沉重，太医院以为虚脱，庆亲王忧形于色。是日拟禀上振贝子，详究病原，请为代达。

闰四月初二日召见军机大臣。传旨：工部尚书陆润庠、商部主事力钧，初三日入内诊脉。遵于申刻到承泽园谒见庆亲王，备闻二十八日所服方后情形，知系误药所致。

庆亲王谕：尔受特达之知，务宜敬谨将事，不得瞻徇他人。此次举荐虽由军机公议，而奏对则由瞿中堂、可即往谒中堂。到中堂处，颇加奖借，且言曾闻各处治效。既而言及皇上病由，因二十三日出城，在宫门前跪迎慈驾，受有暑热。入宫后皇太后赏食粽子，又兼积滞。太医张仲元、姚宝森所开方药，不外参术归芪以及菟丝、枸杞诸补剂。实者转实，壅闭不出，至二十八日胸膈饱闷，呕吐自汗，颇觉不支。太医照前方加吴萸川连等味，大吐后中满少松。钧对中堂言，得此一吐，病机大转，盖暗合从治之法也。此亦皇上之福。夜宿商部公所时，唐侍郎文治，顾侍郎肇新，熙参议彦先至。旋得工部尚书陆润庠来信，并附太医方案。

附陆凤石相国来函：顷在颐和园，钦派明早与阁下同诊皇上脉。因不知时刻，特往晤内务府大臣，得旨于召见军机之后入内，特此通知。奉约阁下，明日准七钟半到宫门可也。今日太医方抄呈奉阅。愚弟陆润庠。

阁下如今日住园，望于经敝寓时枉临一谈。弟拟明日一早前往也。先到南书房地坦。

树屏谨案：陆凤石相国信中有附抄太医方案，现已不存。惟据闰四月初二日记事载，所开方药皆参芪归术、菟丝子、枸杞之类。

初三日振贝子由城内来公所，谕以入内仪注：辰刻到南书房地坦，候陆尚书到，即时入内，先到军机处见军机大臣：庆亲王奕劻，鹿尚书传霖，瞿中堂鸿禨，荣中堂庆，徐尚书世昌，铁尚书良；继而到内务府公所见内务府大臣：世中堂续，继尚书禄，庄大臣山，增大臣崇。巳刻军机大臣由宫门出，传谕先请皇太后脉，再请皇上脉。内务府大臣世续带上仁寿殿，请皇太后安，再请皇上安。皇太后宝座靠北墙，香案上预安脉枕，两手并列脉枕上。陆尚书诊右手，钧诊左手，诊毕对换。皇太后问陆尚书，尔多为人诊病否？尚书对，臣入书房后即不为人诊病。皇太后谕：尔家学渊源，脉理必精。问钧何省人，对福建人。问何处当差，对商部。问前年商部尚书载振病系尔医好，闻尔脉理甚好。皇上病与载振相似，尔好留心为皇上调治。时皇上侍立皇太后左旁，既而内侍就皇太后案前西边安宝座，座前安小横案。皇上颜色清癯，精神疲倦，就座诊脉。遍述口干胸满，夜不成寐，日不思食，腰酸腿软诸症。请脉毕，又到皇太后前复命。皇太后问皇上脉象如何？对以病中不免虚弱。皇太后令皇上自述病因，乃言素有遗精之病，如何调治？对以病愈当再固本。皇太后谕下去开方。内务府大臣带到军机朝房，时六大臣详问两宫脉象病情，一一详告。乃将医案呈军机大臣阅。开方由陆尚书执笔。庆亲王谕：尔二人意见相同可以合开一方，不同则各立一方，由军机大臣裁夺。初时陆尚书拟照太医温补原方加减数味，钧力持不可，乃合议立疏解之法。方定，具稿呈军机大臣阅。阅定，由内务府大臣交笔帖式用黄纸誊正。原稿交太医院存案，抄副送军机大臣。向例，外召御医由太医院带领，开方在太医院朝房，一切归太医院节制。此次破格，带领由内务府大臣，开方则军机朝房，且仪注照南书房，因有陆尚书在也。

初四日早起到南书房，而陆尚书先到。瞿中堂遣人来请同陆尚书往见。据李总管述，皇上服荷叶煎神曲汤病已大愈，今日停药。皇太后服柴胡大黄后，大关防①通畅，今早睡极酣，为数月来未有，尚须请脉。是日阴雨，力钧同陆润庠入直，准其张伞。

初五日皇太后请脉毕，言日来甚思食，但食完不易消

① 大关防：即大便。

化，时打呃，舌苔厚而口渴，多食则饱闷，少食则嘈杂，何药可治？钧对此系胃消化力缓，食料积滞，宜多饮流质，有助消化，最好日饮鸡汤三次。皇太后当时令总管李莲英预备鸡汤，且言不得勒索价钱，以致小民诅咒，服亦无益。

初六日是日内务府大臣增崇值班，皇太后问：闻外边买鸡多照官价，且有少给者，余已派人密查，果确，当重治之。增崇当督率所属，谨慎奉公，慈膳房各员认真管束。既而言力钧治法神妙极矣，不服药而病愈。余生平最怕服药，往往有病不敢言。言病则左右宣太医院诊治，开一数十味庞杂药，大熬一碗，极浓苦汁，闻之欲呕，入口则半日作恶。吾之肠胃，几为填满。前日力钧所开方，仅三味，服下而病若失。昨日不服药，每一点钟饮鸡汤一次，日夜十二次，不渴亦不饥，临睡饮葡萄酒一杯，一觉天已大亮，睡卧极安适，痰嗽亦愈，此数年来所未有者。自今日起，吾不服药。陆润庠有书房差不必上来，力钧每日诊脉一次，研究饮食卫生，期于身体有益。鸡汤如此有益，胜人参燕窝多矣。诊脉毕到朝房见军机大臣。总管崔玉贵盛怒前来，高坐桌上，盘腿瞋目高呼曰：老佛爷听力钧言，一天不吃饭，只饮鸡汤。似此办法，则农家只须喂鸡，不须种稻，真异闻也。万一胃气弄坏，此错谁担。时徐中堂世昌乃正色言曰：鸡汤补益，胜五谷多矣，外国医院患者多饮鸡汤、牛乳。崔玉贵乃悻悻而退。

初七日皇太后言，饮鸡汤后血脉通畅，精神焕发，痰嗽便秘不治而愈。命李莲英将所蒸鸡汤一碗赐力钧饮，且令不必谢恩，就殿上饮。既而由太监捧一银盘，托金盖碗，罩以黄绫，清香而无腥味。用磁罐密封蒸熟，又用棉花滤过，稍加盐油糖姜汁及丁香桂末。

③附录四　王公大臣治验录

庆王七十后渐瘦，小便秘，不寐。时有交涉事又不得请假。居承泽园，园亭临池，芙蕖初开，余从内廷出，烦热不可耐，衣冠束缚，汗雨如注。坐定，心目俱爽。而王言口渴心跳，诊其脉急，且面赤，知操心太过，血热上炎。因用荷梗一尺，莲心五十条，煎汤，藕汁一茶碗冲服。服后渴止小便通，昏昏睡矣。是年十一月又患不寐病，拟栀子豉方服二剂，他医以为轻且寒，改用天王补心丹，服后增剧。振将军问余，向来药无不效，此次不惟不效，且增剧，余无以答。越日，有人为将军言，所服非栀子豉方。将军召余以实告，服旧方愈。

庆王二侧福晋患痰嗽病，余见其案上有鲜果数品，且多说部书。侧福晋无出，体素实，疑其夜坐观书迟眠，啖鲜果冷积所致。以川朴、荆芥各一钱，煎汤加姜汁服愈。

五侧福晋素患头痛，以川芎、蔓荆子浸酒，临睡服，经月愈。有时发，再服即愈。

六格格新嫁后进内谢恩，下丹陛一跌，自是足不能动，脉洪大而急。以硝黄下瘀血，服石膏数十斤（重按：斤字恐误）而愈。以人参燕窝滋补。

博公素厚余，余病假时，由魏悌云太守霖约余诊脉。时脑晕不能坐车，心甚歉也。庚戌春得温病，诸医束手。余以吴鞠通法治之愈。惟头眩，腰痛不可耐，余告以此瘀血痛也。公体壮为王大臣冠，因少年喜酒故血病。余以山栀一钱、桂五分、大黄一分治之，下瘀血甚多而病愈。

泽公右臂痛五年，天寒发。以柴胡、当归、大黄治之愈。公本生兄由西陵归，发热恶寒，医用麻黄五钱加入疏风剂中，汗出如雨，喘不得卧。余以附子一两煎汤，日三剂，汗止喘平，遂酣睡二日而愈。

泽公福晋隆裕皇太后胞妹也。素患肝虚，少有感触则抽搐，其脉虚。请服葡萄酒，数年渐轻。今年夏由良乡茔次归，又发。因停服葡萄酒，且长途劳顿，拟用柴胡、人参、当归、杭芍合方。福晋既恐柴胡之散，又恐人参之热，迟疑不敢服。隔日再诊，力劝其速服，服五日全愈。都下以人参为动火，盖因积滞未去，误补而化热，非人参热。

泽公侧福晋生一女后久未孕，经来则痛且腰酸，便秘。诊其脉虚而急，知血亏而子宫有停瘀也。余以四物汤加生姜、大黄下之，瘀去经通。劝其宜温补，拟方未服而有孕，孕二月而中部牵痛，诊其脉涩，疑有瘀。请其延西国女医诊，女医谓孕子已压死，用器取出。

肃公体肥胖而虚，病多痰喘，二陈加丁香一剂愈。然不时发，则酒病也。一日在西苑门内相见，匆匆言曰戒酒而病除，惟两足皮痒搔则出水，且有脓，此酒毒入血而下注。以播匿酸加黄蜡膏擦之愈。

肃王子妇那王之格格也，肺病经年。余往诊，见其瘦弱异常，检视前后所服方数十剂，每剂二十余味，以八珍、六味凑合成方。余告那王，病不可为。因药积肠胃，胶腻不化，未匝月卒。

世中堂脾弱消化缓。每有积聚，以平胃加减即愈。余病假二年，不相闻问。此次见于崇陵工次，中堂语余别未久鬓发白矣。余见中堂气色近衰。时初出军机，同座有生客，不敢问其近体如何，然彼此相视，皆有今昔之感。

昆中堂病久，实因血虚筋燥，医以归芎治之不效。余劝其服大黄、生地，中堂以久病体虚不敢服，越二年卒不起。

桂公年年秋咳，今秋尤甚。余以川朴一钱、大黄二分下之。次日，余赴陵住班。留二方，一半夏生姜汤，一生姜附子汤，各服二剂。越五日，桂公以恭办丧礼来车站相见，病已全愈。

瞿中堂耳鸣脑响，由思虑太过，劝其静摄。谓时局如此，内政外交，无事不操心。病剧，请假三日。初服柴胡大黄，次柴胡人参，次柴胡附子，全愈。未几开缺回籍。见其旧仆，闻到湘已不再发。中堂大公子宗筋病，余劝其往法医诊，割去皮甚多，闻已能人事，惜未全功。近不能知其如何也。

徐中堂郙前二十年曾约余诊病，自谓阳虚，余告以阴虚，中堂不信。中堂秉赋甚厚，特不讲卫生。乙巳冬十二月二十四日召余诊病，余隔年未见公，其颜色枯槁，肌肤甲错，发长寸余，口舌钝滞，语言艰涩，且重听。余告以血管凝滞，宜薙发沐浴，中堂言畏冷厌烦。因痰涎涌闭，以小半夏治之，吐后病轻。劝其以白酒和鸡露，或咖啡，牛乳流质易化，可以调胃，不必服药。二十九日再诊，不能言语，且手足拘挛。询其家人，云饥甚，食水饺二十四枚。余诊其脉停至，知病不可治，请其延西医。

余在工艺局时，孙中堂持刺来拜，未敢请已下车。见时笑曰，君工于医者，何不医而工？余不知所云。中堂为余言曰，乙未春，君为廖中堂世兄诊脉，以萝卜汁治参积病，即知君名。旋得许制军闽中信，知制军病头眩耳鸣肝气痛，君以柴胡大黄二味治愈。今日参观工艺局，知君在此，因特请诊。余曰：中堂病与许制军同，即以柴胡大黄为治。越三日，中堂复来，言病已愈，且约织工科艺徒二人到家教织布。后艺徒二人各给以一婢。

那中堂桐素体湿胜，冷积挟暑，误以化热，口渴下痢。

医以蓖麻油下之，日泻十数次，口愈渴。易中医，以滑石、甘草、川连、木香凑合成方。二剂而腹胀泻更甚，渴亦不止。余诊其脉濡缓，舌苔白且滑，渴不喜饮，饮即胀。因以鲜荷叶一枚贮大碗中，煎福建神曲三钱，生姜二钱，浓汤冲入热服。一剂渴止，小便利，下清水一次，胀消。次日用川朴三钱，生姜一钱，大黄一分，下溏粪甚多，而病愈。中堂甚喜，为余言，初病时徐中堂即告以宜服生姜。因忆前四年，中堂之女公子经闭便血日十数次，疲极。余知其为子宫病，用生地五钱，当归三钱，水浸绞汁，加姜汁一钱，服二剂经通，瘀血如墨下而便血愈。女公子年长未嫁，且多坐，故血滞。

汪逢春与《北京医药月刊》

民国时期北京中医界即有私人结社性质研究中医学术的团体，如北京国医公会、北京国医学会、北京中医学术研究社等机构。1938 年秋初经所谓“新民会辅导之下”，将本市所有各医学会改组为国医职业分会，推举汪逢春为会长，仉即吾为副会长。组会之始，即拟发行医刊为阐扬国医文化，研讨学术兴革之工具。在此之前，1934 年曾有江淮人杨浩如主编《医药月刊》，发行甫三月，因杨氏有病而中止。此次于 1939 年 1 月创办《北京医药月刊》，以汪逢春任主编，赵树屏为编辑主任，安干青为副主任。编辑有杨叔澄、杨浩如、吴秀川、钱愚如、段梦兰、张菊人、孙祥麟、张宾文、王石清、仉即吾、山国庆、王缉光等。审查为孔伯华、萧龙友。月刊设有论议、医学研究、药学研究、正骨研究、专著、医案医话、大众医药、医林文艺、杂俎、本市医药消息、各地医药及卫生要讯、医药法令、小说、珍本医书传布、会员介绍等栏目。会员介绍姓名、别号、诊所（地址）、电话、擅长科目、著作等。每月一期，共发行八期，后因经费不敷而停刊。

《北京医药月刊》执笔者率多当时名家，集数十年经验和研究心得，各抒已见，发为议论，互相观摩，各会员之擅长与心得之秘借以公诸同道。在这八期杂志中，还专门编辑了一期时症专号，由汪逢春先生提议举行特别征文，并亲自捐助奖金，以引起撰述者与读者的兴趣。征文题目，一是关于春温、瘢疹、喉痧、白喉等春季常见传染病之阐述；二是征求中医种痧法及其可行性、有无弊害等的讨论。并十分重视向民众普及上述疾病的预防诊疗知识。

《北京医药月刊》集合了一批中医骨干，使这些医家的学术经验和医学思想以文章形式得以流传，他们的姓名、住址、特长、著作等医史资料也通过刊物得以保存。有趣的是本刊还刊登了两篇描摹医药界世态人情的连载小说，表彰了医术高超，医德高尚的医生，和童叟无欺，救人急难的药商；也批判了少数无良医生不学无术，草菅人命，惟利是图的恶行。

汪氏在这短短八个月时间内，除每期连载《泊庐医案》外，并为期刊撰写下列文章：①国医职业分会成立之历略；述该会成立之涯略及当选经过，发行医药月刊之倡议，编辑部人员组成等。②今冬风温症之我见：是冬寒暖失常，温煦如春，人之体温不能保其常度，风温病由是而起。当治以辛凉，佐以清宣，温散过表、滋腻养阴皆非所宜。③婴儿保养法：宜适应春夏生长之气和秋冬收藏之气，宜时见风日，不可暖衣，则令筋骨缓弱，平时无令汗出，易致虚损，褓褓衣晾晒于外，不可夜间不收等。④张冰若所遇之吐血奇方：介绍一张价廉效佳的吐血良方。⑤猩红热与麻疹之分辨：痧疹将发之状，见点顺逆，治法不外清透宣解，化痰消滞，疹后调摄。猩红热与痧疹见症之异，治之不当出现之坏症，轻者清解化毒，重者大剂清凉，或以西法注射，然用之过量易中血清毒，亦非确有把握。⑥为本市小儿科专家谨陈刍言：批判江湖术士之恶习，倡议组织“小儿专家研究会”。

1. 国医职业分会成立之历略

夫我国医药，肇源岐黄，有五千年之历史，与国粹之悠久。圣经良方，昭煌在世，医者尽一己之颖悟，得其中之奥旨。迨至后世，固陋成风，各自为政，秘不传人。门户之见日深，吾道之旨益晦，自西术东来，相形见绌。然医者仁术也，苟利于世，不应自秘，应宜群策群力，黾勉事功，集思广益，共同研讨，精益求精，发前人所未发，庶可抗衡于世界，不致日趋凌替也。兹者本会成立，将本市所有各医学会，罗致一堂，为整个之学术团体。以期保存国粹，流通新旧学识，阐曩昔之未明，为前途之砥柱。逢春才力绵薄，学识浅陋，谬承推为会长，再三固辞，不获所请，惟有追随诸君子之后，兢兢业业，免致陨越，以副同道之望。第思学术之交替，必赖文字之绍介，俾审辨是非，共谋进展。于是与同会诸君再三筹商，发行月刊，为不可稍缓须臾之事，定名为《医药月刊》。推举赵君树屏，安君干青，为编辑主任。二君学术渊博，品德兼优，为同人所钦仰。经一月之筹划，始得出版，供诸君之参阅。凡我会员，皆可尽量投稿，发挥深邃。并附会员介绍一栏，各会员之擅长与心得之秘，公诸同道，不但有益于社会，且可利己种福耳。明春将组织医学研究班，临床疑似之症，或学术研究，皆可召集讨论，以广见闻，亦可补刊物之不足也。再同人感于此次军事之后，药价骤增，贫者无力求医，良可憾也。本会将于来春创辨施诊处，医药并施，为利济之旨。今刊行伊始，克底于成，诸待勖勸，尚希贤达暨同道诸君时锡教言，曷胜欣幸。逢春职务所羁，终日埋首方案，刻无余间。此次会务进展，皆赖诸君子之援手，非鄙人之所力逮也。以待来年，诸事就绪，决计引退，日夕聆教于议席之末，斯愿足矣。

2. 今冬风温症之我见，愿与诸同人商榷之

今冬寒暖失常，冬至后温煦如春，人之体暖不能保其常度，风温病由是而起矣。风温者即流行感冒，俗所谓伤风病是也，较之往年为盛，虚弱之人与妇孺传染甚众。其症状为头痛，形寒，身热，咳嗽，咽痒，鼻涕，音哑，胸闷，嚏多，即古人所谓风温上犯，首先犯肺也。法当治以辛凉，佐以清宣。痰多则加以化痰之味，有滞则参以化滞之品，有气则和以理气之药，虚弱者且有本病，则兼顾其本。然辅助之味，皆宜灵通轻剂，不可过事猛烈。服药后宜避风慎口。如此则一二剂即可向愈矣。若投以温散太过，则肺胀喘逆，转为肺炎等症。以温表则汗泄热不退，而致入里，小儿则惊搐神昏。最可畏者，风温病辄投以苦寒滋腻，肺气过阻，痰凝气滞，甚则纠缠不愈，遂成肺病，所谓伤风不醒便成痨也。第思侍师初学时，患伤风口含青果（即橄榄）。师曰青果涩而寒，伤风正在透达，若以寒涩则邪郁于肺，将有音哑痰阻，而不能速痊也。凡伤风症如甜黏寒涩等味，皆须避忌，治法宜辛凉清解。温散过表，滋腻养阴，皆非所宜。如痧疹，麻痘，喉痧，痄腮等症，又当别论，莫谓伤风症而轻忽之也。余谨受教，铭不敢忘。数十年以来，于风温病之经验及治法，恪遵师训，不敢更张，其效验如何，更不敢以此自诩。而方案及病家之评论，历历可考。目睹吾道之凌替，每于风温病（即伤风）谓之温热，辄投寒凉滋阴，或拘于古方而予温散大表之剂，遂成不可收拾。以区区伤风尚不能辨其寒热温凉，虚实表里，曷可出而问世耶。功能不显则学理不彰，无怪乎人以中医为空论也。鄙陋之见不值方家一笑，愿与诸同仁商榷之。如荷指示更善之法，病者幸甚，吾道幸甚。

3. 婴儿保养法

治婴儿难矣，保卫婴儿为尤难。风寒暑湿以及著衣饮食，均赖有经验者护持其间。每见富贵家婴儿娇养逾分，反易遘疾。推其原因，实不知襁褓之道。兹将愚见所及者胪列于后，亦可为保赤之一助也。儿始生男用父旧絮著衣，女用母旧衣，勿使新棉，切不可过厚，恐令儿壮热生疮发痫。婴儿始生肌肤未成，不可暖衣，则令筋骨缓弱。宜时见风日，若都不见风日，肌肤脆软，便易损伤。婴儿若常在帏幕之内，重衣温暖，譬如阴地草木不见风日，软脆不任风寒。婴儿当天气和暖无风之时，令母抱至日中嬉戏，数见风日，则令血凝气刚，肌肉硬密，堪耐风寒，不致疾病。婴儿又当习薄衣之法，当从秋习之，不可以春夏卒减其衣，则令儿中风寒。婴儿冬月但当著夹衣及衲衣之类，极寒即渐加以旧棉，人家多爱子，乃以棉衣过厚，适所以为害也。婴儿平时无令汗出，汗出则致虚损，便受风寒，昼夜寤寐皆当戒之。初生儿出月必须入襁褓，襁褓之道必须得宜。如春夏之月乃万物生长之时，宜教令地卧，使之不逆生长之气。如秋冬之月乃万物收藏之时，宜就温暖之处，使之不逆收藏之气，然后血凝气和，百病无自而入矣。

婴儿初生月内多啼者，凡胎热胎毒胎惊皆从此而散，且无奇症。婴儿啼时只宜轻手扶抱，任其自哭自止，切不可勉强按住，或令吮乳止之，若无他症不必服药。然有因他故而啼者，昔杭州某姓女方在襁褓，忽啼不止，拍之则愈啼，解衣视背见绣针渐露其绪，而针已全没。医治之杂以药敷，肉溃而针终不出。延至百余日，卖酒家传一方，以银杏仁去衣心杵烂，菜油浸良久，油滴疮孔中，移时针透疮口而针则已弯，盖强拍入之也。小儿啼哭苟有异于寻常，即当细心审察，固不必一概投药，亦不得任其自啼自止也。婴儿襁褓衣晒晾於外，不可夜间不收，致招邪祟易生奇症。

汪凤椿印赠

4. 张冰若所遇之吐血奇方

余曩岁有吐血之患，群医疗治旋愈旋作，三年未尝离药炉，而形神日是惫甚。己酉秋游镇江之金山，于逆旅壁间见贴一治吐血方，平淡无奇。初未敢信，无何病作，因漫试之。觉胸次顿舒，连服数日，所患爽然若失，迄今十余年竟未复发。嗣闻有此患者，辄示以是方，无不神效，爰印刷以广流传。方如下：

鲜梨一个（去核留皮），鲜藕一斤（去节），鲜荷叶全张（去蒂，春冬日干用），柿饼一个（去蒂），鲜茅根一两（去心），大红枣十个（去核）。六味共煎代茶，数日即有功效。有患此者，每逢四立二至二分，先一日煎服，永不复发，夏秋常服，有益无损。

汪逢春印送

5. 猩红热与痧疹之分辨

夫痧疹者，其名虽异，而病之缘由一也。其来势则身热鼻塞，目泪涕多，咳嗽声重，腹痛神烦，两耳轮作冷，此乃疹痧将发之状也。及其见点则先见面部，头额两腮颏下，以鼻端透达多者为顺，若先见四肢后见头面者为逆。其病各处命名不同，南北迴异，而治法则不外乎清透宣解，有滞则佐以消化之味，有痰则佐以化痰之品。其症透达后，以子午卯酉必须烦躁，四朝后其烦渐除矣。疹后之调摄最为重要，如避风，慎口，寒暖，饮食，必须切嘱病家不可疏忽也。

至猩红热者与疹痧来源之不同，见症亦异。其来势重者身热颇壮，呕吐泄泻，咽关白腐，形寒战栗，透见疹状，色红赤如斑，以手按之，其散速而聚迟，鼻端口腔则无，两项浮肿，甚则透见细脓泡点，周身蜕皮。其病之候以三日、五七日、九日、十三日为最危险之期，若治之不当，或病者虚而有湿，可成关节炎、肾脏炎种种坏症，致不救也。轻者只透疹而已，咽关微肿，七日后亦须蜕皮也。

夫人之禀质有强弱厚薄，年岁有长幼老少，气候有寒暑不同，地有高卑之殊，其为病也，亦随之而有出入。至其治法与痧疹大异，轻者清解化毒可瘳，重者非大剂清凉不可（如神犀丹紫雪凉膈之类）。或以西法注射，然其症重而且险，来势太猛，究以何法为主治，自发明此病以来，迄今尚无标准。因猩红热中国向来所无，医籍亦所不载。传自热带国而来，与古之烂喉痧是否相同，尚待考证也。而西医注射若过量，则中血清毒，亦甚危险，轻者于病无益。所以注射之法虽为世界所公认，而于此病确否有把握尚不敢臆论耳。以余三十余年之经验，特为辨论，以供诸君商榷也。

6. 为本市小儿科专家谨陈刍言希鉴纳之

医学之道至精且微，而于幼科（小儿科）一门尤极深邃，非有专门通达博学，经验宏富者，不足以胜其任而措置裕如也。本市为小儿专家荟萃之区，不乏高明俊彦之士，或承家学，或受师传，论病处方，固堪钦佩，而江湖术士之流亦复不少，此辈未尝学问，专事宣传，或自制药品为独得之秘传，不论何症，非将此药强令病家购而服之，佥谓此药可治小儿百病也。此等奇特之法，为古今所罕有，士大夫所不取。鄙人每于酒席筵间，友朋以此相问者，令人愧悚竟无言以相答。要知医道贵乎品德，然后孜孜学问、临诊经验，庶可应世而立名，于小儿科更须兢兢业业，如临深渊，如履薄冰。小儿既不能言语，脏腑尤脆薄，若不凝神体会，徒使成药成方为治病之要诀，以宣传标异为招徕之工具，岂非背道而驰耶。鄙人耳濡目染，蕴蓄于怀，已非一日，愿为高明俊彦一贡献之，更愿专门幼科诸君，荟萃一堂，袪旧日之恶习，蠲除己见，作专家之研究，名曰“小儿专家研究会”。如荷诸君赞同，鄙人当追随于后，愿闻其教益也。区区谬见，诸希察鉴。

汪逢春与医学讲习会

在国医职业分会组会之初（1938年），即首拟发行医刊，并筹设讲习所，“以为同仁业余求知之机关”。原定1940年开办，事实上1939年即已开讲。当时讲习课时的安排定为一年，拟分两学期。每周学习三次，每次二小时。为使讲习内容更加丰富多彩，拟延聘多人，并要求主讲者在每讲内应有小结，便于听者掌握。在开讲之始即印发讲义，招收所外旁听者，一来扩大影响，二来也使主讲者的讲义得以印刷出版。最初商定的名称为“国医讲习所”，拟讲授诊断学、外因病论、方药论、新生理学、内因病论、医案论，并试图在课堂上模拟病历讨论，由讲师进行评判删改。后因当时的北京市公署卫生局，令“所有开业医士均应讲习新医学识”，因而改为“医学讲习会”。在《医药月刊》第八期增设医学讲座，将该会讲义予以刊登。其课目有：新医解剖学（石焕如）、新医病理学（赵任斋）、新医传染学（龙秀章）、诊断学（安干青）、霍乱论（张菊人）、痰饮论（汪逢春）、中风总论（王石清）、痢疾讨论（瞿文楼）、中医系统学（赵树屏，系统者，医史大意也）等。

汪逢春为医学讲习会所讲的课目是“中医痰饮学”，主要介绍了痰饮病的中医分类、证候（附脉象与舌苔）、病理与治法等，是现存医学讲习会讲义中较为完整的部分。经验宏富，条理清楚，取舍之际，颇见功力。

痰饮论

绪言

喻氏曰，痰饮为患，十居七八。《金匮》论之最详，分别而立其名。后人以其名之多也，徒徇其末而忘其本。曾不思圣人立法，皆从一源而出，无多歧也。盖饮为人身津液之源，肢体百骸皆赖以濡养，饮之适宜，诸病何由而生。若饮而过量，恣意狂饮，或水土不宜，胃气为之壅滞，脾家为之困顿，郁久生热，煎沸成痰。或阳气遏阻，津液不能四布，百病丛生矣。故仲圣饮立专门，以痰饮之所在，及部位之深浅，谓之痰饮、支饮、溢饮、悬饮等名，垂于后世。若缠绵日久，或为饮癖，僻伏一处而为饮囊，亦有挟壮火而发为痈毒者。他若中风偏枯癫狂等症，皆由于痰热积聚所致。经云，胃为水谷之海，人之饮水，先入于胃。不能节制，其饮之害甚矣，岂可轻视哉。鄙人学识谫陋，曷敢以教授自居。谨以《金匮》要旨，分别论述，与诸君互相检讨，俾得精益求精耳。

第一章　痰饮之种类

痰饮之症，已如绪言所述。仲圣分四饮，所谓痰饮、溢饮、悬饮、支饮是也。复云留而不去者，为留饮；伏而不出者，为伏饮。喻嘉言复增有饮水过多，不能分泌，水停两胁之间，与寒气相搏，结聚成块，按之沥沥有声者，为癖饮；因大饮酒后，酒气散而水停胁下者，为酒癖；若饮停中焦，蕴化为痰，居于鬲上者，为鬲痰。徐忠可云，水病与饮病相近而实不同。水者为未变成之饮，饮者已变成之水；水为有形而多发于外，饮为无形居于内也。《金匮》云，如水在心下而为留饮，水气在肺为肺饮，在脾为脾饮，在肝为肝饮，在肾为肾饮，皆指部位而言。五藏不能有水，与水相迫而致也。若酪浆酽茶，饮量过多，亦可黏滞为痰饮，甚则昏沉如醉，恶心作吐。痰饮水三者，同源而名异，其变化与种类，层出不穷，不胜枚举。今略述其要者，为概要之提纲挈领耳。

第二章　痰饮之证状

痰饮者，乃水气之变化，中焦失于运用所致也。其为病状，随气升降，无微不至。为喘、为咳、为呕、为泄、为寒、为热，两胁胀满刺痛，中脘胀塞，不思纳谷，吞酸反胃。或为头痛眩晕，怔忡心悸，甚则癫狂；或饮流胁间，沥沥有声，久成囊癖；或背寒冷，其形如掌；或窜行于皮肤，或客于经络四肢；或心下寒痛，其冷如冰；或遍身浮肿，小溲不利；或阻于咽喉之间，咯之不出，咽之不下，状如噎膈。妇人有饮，则癸事不调，注于下者，赤白带下，腹痛胀满，诸般懊侬。小儿伤饮，呕吐漾乳，气促烦躁，或神困嗜卧，甚则惊搐致厥。饮之为患甚矣哉。

饮水为日常必需之品。或于宴席之间，狂饮酒浆，以为快事，酒后酽茶并进；或于夏令恣意冷食，图快一时之适口，殊不知饮已伤于中矣。且有清晨非饮茶不能午餐，甚有临睡不饮，则终夜不得寐者。病之初起，不甚介意，及至成患，束手无策。故先贤云，饮食有节，起居有常，此之谓也。

考诸《金匮》饮门第十二章："问曰：四饮者何以为异？师曰：其人素盛今瘦，水走肠间，沥沥有声者，为痰饮；饮后水流在胁下，咳唾引痛，谓之悬饮；饮水流行，归于四肢，当汗出而不汗出，身体疼重，谓之溢饮；咳逆倚息，短气，不得卧，其形如肿，谓之支饮"。此盖以其病之轻重，次第而分。

"水在心，心下坚筑，短气，恶水不欲饮。水在肺，吐涎沫，欲饮水。水在脾，少气身重。水在肝，胁下支满，嚏而痛。水在肾，则心下悸。"此指饮邪已深，而五藏现症如斯。

至若留饮："其人背寒如掌大，留饮者，胁下痛引缺盆，咳嗽则辄已。胸中有留饮，其人短气而渴，四肢历节痛。""鬲上病痰，满喘而咳唾，发则寒热，背痛腰疼，目泣自出，其人振振身胸剧，此为伏饮也"。

此盖言其症状之大要。其病理再分章论述之。

附痰饮脉象与舌苔

《内经·脉要精微论》曰："肝脉软而散，色泽者，当病溢饮"。《金匮要略》曰："脉偏弦者饮也"。又曰："脉浮细滑者伤饮；沉而弦者，悬饮内痛"。盖饮脉多见弦滑，然亦有深浅微甚之不同。其脉兼浮者浅而微，其脉兼沉者深而甚，若沉脉兼伏，必为痼疾难治。《金匮》谓："肺饮不弦，但苦短气。支饮亦喘而不能卧，加短气，其脉平也。"乃水饮初积，遏阻气道，故短气喘满不得卧，尚未至留伏，是以不见于脉也。非肺饮支饮之脉，始终如平也。至于兼迟兼数，而有寒热之分，更当脉症互参，然后论治，庶几乎无得失之误也。

痰饮之舌苔，多见白腻，或滑白、或灰滑。夫舌苔本为太阴阳明气化熏蒸而成，热则舌苔或黄或黑，寒则舌苔或白或灰。饮痰本为阴邪，故舌苔多见灰白滑腻垢厚之色。然挟有风热或食滞者，舌苔多见黄厚而腻，或白腻浮黄等证。若饮伏已久，结成癖饮者，其苔多见白色，及舌上无苔者。因肺胃之气化，为饮邪所蔽也。痰饮症之舌苔，前辈论者甚鲜，兹略举一二，参以平日之所得，以供研讨也。

第三章　痰饮之病理

痰饮之见解不易透彻，如留伏二饮之脉皆伏，不易应手而得，可见痰饮深路无微不至，其病理之讲解有笔墨难以形容者。姑就《内经》《金匮》暨诸先贤辈真知卓见，以鄙人所得之经验，略述其梗概以供参考也。

经云："三阴之结为水"，三阴者，肺脾也。肺为五脏之华盖，水精赖以四布；脾司输导之专责，津液藉以运行。若运输无权，或散布失职，则水精聚而不散，日久必致横流泛滥。其溢于皮肤者，而为水肿；其留滞于肺胃、肠间者而为痰饮。

王肯堂曰："痰饮本胃脾津液，周流运用，血气由之，如道路然，不可无者。但内外伤感，则津液壅遏，变为痰饮。或吐咯上出，或淤滞胸膈，或留聚肠胃，或流注四肢，或在皮里膜外，或在胁下。随气升降，遍身上下，无处不到。”

江苏曹颖甫氏所著《金匮发微》云：“痰饮者，太阳寒水，失于开泄，外不达于皮毛，内不行于三焦，于是留积成痰。人体水分与血分平均则盛，水气不达于皮毛肌腠，血肉中水分不充则瘦。故病痰饮者，往往素盛而今瘦。水痰下注大肠，则辘辘有声，此肺病延入大肠之证也。所谓悬饮者，水至中焦，阳气不足，不能直达下焦，于是结于胁下，而病支满，咳则痛引胸胁，此下焦不通之证也。所谓溢饮者，表汗不泄，与太阴之湿混杂，即身体为之重痛。重痛者，脾阳不运，肌肉为水气所痹也。水流四肢则四肢肿，谓水从中道外溢也。所谓支饮者，冲气从下上逆，支撑无已，故咳逆倚息不得卧，表里水气壅塞，故其形如肿。此则四饮之义也。”

心为君主之官，居清阳之位。诸藏皆可以有水，而心藏不能有水。所谓水在心者，直以水气凌心而言。水气不能作汗外泄，内陷中脘，则心下坚硬而短气，恶水不欲饮者，心阳被遏，而中气寒也。肺主皮毛，卫气充，则太阳寒水外泄皮毛而为汗。卫气虚，则太阳之气留于胸中而为水。胸中阳气蒸化，乃一变而成似痰非痰之涎沫，吐之不已，津液日耗，欲乃饮水，水入不化，涎沫益多。脾主一身肌肉，而为湿藏。水湿混杂，伤及中气，肌肉不禀中气，故少气而身重。肝脉布胁肋，水在胁下，故曰水在肝。太阳之脉夹脊抵腰中，与三焦水道并行，中焦水道瘀滞，则胁下支满，故嚏而痛，其实病不在肝也。肾水上泛，水气凌心，故心下悸。是谓五藏饮。逢春按痰饮之症，多在肺胃肠三者之间，肠胃之饮，多由口入，而肺中之痰，则为津液熏蒸而成。他如心、肝、脾、肾四藏之水，皆非藏中有水，乃水邪迫及其藏之本位也。至于四肢脉间之饮，则为血液所化，随处能生，与肺胃之痰迥异。何则，痰惟咳、吐、泻三者可出之，不闻破肌得痰。于此验之。可见肺胃肠间有痰，不似饮之内淫藏府，中病胞膜，外溢肌肤也。人血中本有水分，血稀则水溢，溢于内则病藏府，溢于外则病肌肤，或因外感内伤，皆足以遏阻气血之流行，而化为痰饮。痰饮之病，亦有虚实寒热之分，当于治法中再为详论，兹不赘述。总之，痰饮为病，多由于脾，无病则为津为液，有病则为痰为饮，虽分四饮，名殊而源则一也。

第四章　痰饮之治法

《经》云，湿土太过，痰饮为病，治以诸热剂。《金匮》云，病痰饮者，当以温药和之。故知痰饮阴邪，非温不化也。仲圣于四饮分治，皆立专方。心下有痰饮者，苓桂术甘汤主之；病悬饮者，十枣汤主之；病溢饮者，当发其汗，大小青龙汤主之；膈间支饮，木防己汤主之；心下支饮，泽泻汤主之；支饮胸满者，厚朴大黄汤主之；支饮不得息者，葶苈大枣泻肺汤主之；呕吐而停饮者，小半夏汤主之；肠间有水气者，己椒苈黄丸主之；瘦人停饮脐下悸，吐涎沫而颠眩者，五苓散主之；若留伏难去之饮，非峻烈之剂，不能为功，故仲圣主以甘遂半夏汤，猛攻下逐之。喻氏曰，痰饮总为一症，而因则有二：痰因于火，有热无寒；饮因于湿，有寒有热。故治痰饮方中，多兼行气降火之味，如《外台》茯苓饮、厚朴大黄汤、二陈汤等，皆其例也。《金匮》又云，治饮之法，当从小便去，故分利水道更较重要，兹列方于后以资参考。

苓桂术甘汤

此方利水道通阳气，乃治饮之正法也。

茯苓四两，桂枝三两，白术三两，甘草二两。

上四味以水六升，煮取三升，分温三服，小便自利。

十枣汤

此为豁痰逐水之专方，然其力猛峻，若非病正俱实者，不可轻视也。

芫花熬，甘遂，大戟各等分。

上三味，以水一升五合，先煎大枣十枚，取九合，去渣内药末。强人服一钱匕，羸人服半钱匕，平旦温服。不下者，明日更加半钱匕。得快下后，糜粥饮之。

大青龙汤

麻黄四两去节，桂枝二两去皮，甘草二两炙，杏仁四十各去皮尖，生姜三两切，大枣十二枚，石膏如鸡子大碎。

上七味以水九升，先煮麻黄，减二升，去上沫。内诸药，煮取三升。去渣，温服一升，取微似汗。汗多者，温粉扑之。

小青龙汤

麻黄三两去节，芍药三两，五味子半升，干姜三两，甘草三两炙，细辛三两，桂枝三两去皮，半夏半升。

上八味，以水一斗，先煮麻黄。减二升，去上沫，内诸药，煮取三升。去渣，温服一升。

喻氏曰，溢饮之症，水饮溢出于表，荣卫尽为之不利，必仿伤寒病荣卫两伤之法，发汗以散其水，而荣卫通，经脉行，则四肢之水亦散矣。究竟大青龙升天而行云雨，小青龙鼓浪而奔沧海，治饮证必以小青龙为第一义也。

木防己汤

此方治肺虚而停饮，故于通阳化水药中，佐以人参以固其正也。

木防己三两，石膏十二枚，鸡子大，碎，桂枝一两，人参四两。

上四味，以水六升，煮取二升。去渣，分温再服。

泽泻汤

此方为利小便，以导饮邪从下而去也。

泽泻五两，白术二两。

上二味，以水二升，煮取一升。去渣，分温再服。

厚朴大黄汤

此方为通大便以泄饮浊。与前方皆取下夺之义，然有气血之分，前后之辨也。

厚朴一尺，大黄六两，枳实四枚。

上三味，以水五升，煮取二升。分温再服。

葶苈大枣泻肺汤

此乃肺饮之专方也。葶苈泻肺气，肺气通，则饮化而不聚也。

葶苈熬令黄色，捣，丸如弹子大，大枣十二枚。

先以水三升，煮枣，取二升。去枣内葶苈，煮取一升，顿服。

小半夏汤

此为治停饮呕吐之法也。盖饮聚鬲上而致于呕，经云邪在上者行而越之，故以辛温升散之味，以达其上之势也。

半夏一升，生姜半斤。

上二味，以水七升，煮取一升半。分温再服。

己椒苈黄丸

此为上病治下之法。肺气郁于上，则饮不行于下，而燥热之甚。故急通水道，以救金气之膹郁也。

防已，椒目，葶苈，大黄各一两。

上四味末之，蜜丸如梧子大，先食，饮服一丸，日三服。稍增，口中有津液，渴者，加芒硝半两。

五苓散

泽泻一两一分，猪苓，茯苓，白术各三分，桂枝二分。

上五味为末，白饮服方寸匕，日三服，多饮暖水，汗出愈。

（刘晖桢）

年谱

1884 年　甲申　1 岁

农历五月二十日（6 月 13 日），生于江苏省吴县（今苏州市）。

1890 年　庚寅　7 岁

随诸兄入私塾，读四子书。

1893 年　癸巳　10 岁

继续读五经，兼习五法及诗词。

1894 年　甲午　11 岁

文章、书法、诗词均卓有成就，为老辈所赞许。

1895 年　乙未　12 岁

读儒书之余，随当地名医艾步蟾先生习岐黄，是为先生习医之始。

1897 年　丁酉　14 岁

儒书及医籍同修，除《内经》《难经》外，读《伤寒论》《金匮要略》等。

1898 年　戊戌　15 岁

读书之余，初应童子试。

1899 年　己亥　16 岁

除攻读《内》《难》《伤寒》等医经外，进而涉猎各家学说。学习刻苦，焚膏继晷，三更不辍。

1900 年　庚子　17 岁

开始随艾步蟾先生侍诊，正式为人诊断、处方。此先生以医术服务人民之始。

1901 年　辛丑　18 岁

是年，同里顾坤仪夫人来归。

1904 年　甲辰　20 岁

女德贞（允怡）生于苏州。

1906 年　丙午　22 岁

自苏州来京，本为应试之计，到京始知科举制度已于光绪三十一年（1905 年）明令废除。长子绍楹（孟涵）生。

是年，商部主事力钧（轩举）为闽中名医。适逢慈禧及光绪染病，由军机大臣共同推荐，奉旨与工部尚书陆润庠同入宫为慈禧及光绪诊病，连续数月，效果颇佳。

1907 年　丁未　23 岁

供职于法部，任七品小京官。公余之暇，时往力轩举先生处请益。

1907 年　戊申　24 岁

全家自苏州来京，仍一面供职于法部，公余之暇，辄为同僚义参，应手辄效。

1909 年　己酉　25 岁

次子绍奎（辰叔）生。

1911年　辛亥　27岁

先生辞去职务，于北京前门外五斗斋（街巷名）内，赁屋三楹，正式以医为业。

1912年　壬子　28岁

每日黎明即起，记录先一日所诊之疑难病历。七时，即入诊室应诊。

1914年　甲寅　30岁

由于先生医术精湛，疗效卓著，求诊者日益增多，甚至有午夜前来排队挂号者。先生鉴于患者中以劳动人民为多，特规定每日前五名患者均不收诊费，甚至酌赠药资。

1916年　丙辰　32岁

患者日多，五斗斋诊所已不敷应用。与江苏会馆协商，将位于西河沿正乙祠旁的一座会馆闲置院落（当时门牌为191号）出资修缮，迁往新址，门旁钉一小木牌，上书“汪逢春医寓”五字。

1918年　戊午　34岁

每日除应诊外（上午门诊，下午出诊），时与当地名流如斌孟博（循）、刘千里（若曾）、冯公度（恕）等诗酒往还。

1919年　己未　35岁

在京应诊，偶尔应邀赴津出诊。

1921年　辛酉　37岁

在京应诊。

1929年　己巳　45岁

国民党政府提出废止中医中药，先生万分愤慨，曾著文驳斥，惜原稿已失。此后，凡中医考试，先生均被聘为考试委员。

1930～1935年　庚午至乙亥　46～51岁

在京应诊，无特殊事可记。

1936年　丙子　52岁

是年冬，命诸及门弟子，组织“同砚小集”，定期聚会，互相研讨，互相切磋。

是年，谢子衡、李建昌、吴子祯、张百塘、赵绍琴、秦厚生、刘明言等拜师并侍诊。

1937年　丁丑　53岁

岳中谦等相继拜师并侍诊。

1938年　戊寅　54岁

是年，北京成立国医职业公会，先生被选为会长。

王录坤、吴拱贤、李君楚、李鼎铭等拜师并侍诊。

1939年　己卯　55岁

《北京医药月刊》创刊。先生自筹经费，自任主编。后因经费不继，仅出八期，被迫停刊。

冯仰曾、刘琪拜师并侍诊。先生授绍重以《汤头歌诀》令背诵。

1941年　辛巳　57岁

《泊庐医案》出版。

1942年　壬午　58岁

先生在天安门内西侧朝房，创办“北京医学讲习会”，除亲自任课外，并聘请瞿文楼等耆宿任教。造就人材颇众。

1943～1946年　癸未至丙戌　59～62岁

在京应诊，无特殊事可记。

1947年　丁亥　63岁

是年，岳龙璞拜师并侍诊。

1948年　戊子　64岁

是年，绍重随先生侍诊。

1949 年 己丑 65岁

9月19日（农历闰七月二十七日），上午八时许，于坐禅时逝于佛堂中，虚龄66岁。一周后，卜葬于北京西苑福缘门内东北义园（今西静园公墓）。

（张绍重）

后　记

汪逢春先生与施今墨、孔伯华、萧龙友齐名，人称“北京四大名医”，惜其经验从未经人整理，故也无法面世于读者。此次汪老被列入“中国百年百名中医临床家丛书”中实乃一件幸事。

该书由医家小传、专病论治、诊余漫话、年谱四部分组成，其中“医家小传”及“年谱”两部分由张绍重整理，“专病论治”由刘晖桢整理。“诊余漫话”中除收录了汪老现 存的一部完整著作《丸散膏方底簿》外，其余几篇均由刘晖桢进行整理，其中汪老发表在《北京医药月刊》上的文章和汪老在医学讲习会讲课的内容均已贯穿在这几篇文章中，这样编排的目的在于内容的连贯性和完整性（因汪老现存资料确实很有限），特此说明。

编　者